我的疗疾手记

李凯风　吴小红　黎佳　主编

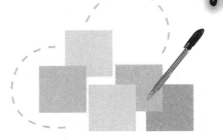

广西科学技术出版社

图书在版编目（ＣＩＰ）数据

我的疗疾手记 / 李凯风，吴小红，黎佳主编. —南宁：
广西科学技术出版社，2015.9（2024.4 重印）
ISBN 978 - 7 - 5551 - 0518 - 3

Ⅰ.①我… Ⅱ.①李… ②吴… ③黎… Ⅲ.①疾病—
诊疗 Ⅳ.①R4

中国版本图书馆CIP数据核字（2015）第 238248 号

我的疗疾手记

WO DE LIAOJI SHOUJI

李凯风　吴小红　黎　佳　主编

策划编辑：陈勇辉　罗煜涛
责任编辑：李　媛　　　　　　　责任校对：何燕英
封面设计：韦娇林　　　　　　　责任印制：韦文印

出 版 人：韦鸿学　　　　　　　出版发行：广西科学技术出版社
社　　址：广西南宁市东葛路 66 号　邮政编码：530023
网　　址：http://www.gxkjs.com

印　　刷：北京兰星球彩色印刷有限公司

开　　本：890 mm×1240 mm　1/32
字　　数：205 千字　　　　　　　印　　张：7.75
版　　次：2015 年 9 月第 1 版
印　　次：2024 年 4 月第 2 次印刷
书　　号：ISBN 978 - 7 - 5551 - 0518 - 3
定　　价：88.00 元

编委会

序　言

　　《民族医药报》创办于 1989 年，是我国目前唯一一家面向国内外公开发行的民族医药类专业报纸。26 年来，本着为各族人民和各界人士健康服务的宗旨，发表了大量介绍民族民间独特诊疗技法方药以及养生保健知识的文章，并以其简便廉验的特色而深受广大读者及患者的信赖和欢迎。

　　《我的疗疾手记》一书是该报的几位同志，在繁忙编务工作的同时，从数以万计的作者来稿和读者来信中，精选出较有代表性的 200 多篇文章，加以分类，并经有关专家审阅后结集出版的。这些文章大多短小精炼，而内容则异彩纷呈，相当丰富，且不乏独到的心得体会。我有幸先睹为快，深感此书将会给许多读者及患者带来福音，甚至是意想不到的收获。其中可能是寻觅已久的良方良药，也可能是独特的防病治病、养生保健的理念及方法。她会增添患者对战胜一些疑难痼疾的信心，以及对家庭亲情的眷念。

　　我深信，《我的疗疾手记》一定会和此前已整理成册的《民族医药报验方汇编》一样，受到广大读者和患者的青睐。作为该报的首任社长和老民族医药工作者，我乐于向社会推荐此书，并聊赘数言以为序。

黄汉儒

2015 年 9 月 23 日

　　（序作者系中国民族医药学会、协会副会长，广西民族医药协会终身名誉会长，主任医师，博士生导师，桂派中医大师，第八届全国人大代表，享受国务院特殊津贴专家。）

目录

目录

医案篇

1

我的疗疾手记

亲情篇

运动篇

养生篇

综合篇

医案篇

别着急，给你一服药试试

罗葵良

一天上午，一位中年妇女愁眉苦脸地来到我的诊室，说："医生，我这几天肚子疼得厉害，一疼就想大便。大便呈红白色，每天十几次，可每次大便的量又不多，还伴有发烧症状，你看怎么办？"

我示意患者坐下，经过问诊、触诊及化验等一系列检查后确诊为细菌性痢疾。我向她问道："这几天你用了什么药？"她回答说："我在乡卫生院打了庆大霉素、复方黄连素针，吃了痢特灵、氯霉素、土霉素、百炎净、麦迪霉素等药，但都不见好转，而且病情越来越重，吃睡不宁。"

看着她那深凹的眼睛、干燥的皮肤和口唇，我知道这是脱水表现。我说："你别着急，我给你开一服药试试。"我拿来处方笺，在上面写道：马鞭草 50 克，叶下珠 30 克，车前草 15 克。水煎，分两次服。她接过处方问道："医生，如果吃这服药还治不好呢？"我笑了笑说："方法多着呢，我再给你准备几个方好了。"于是，我在另一张处方笺上写下了我使用过的验方：①新鲜凤尾草 500 克，洗净捣烂后取汁服；②含珠草 15 克，十大功劳 9 克，水煎服；③地榆 9 克，含珠草 9 克，十大功劳 9 克，木通 9 克，车前草 9 克，水煎服；④鲜叶下珠、地锦草（小飞扬）、海蚌、含珠草各 15 克，水煎分 3 次服；⑤白头翁 12 克，黄柏 6 克，黄连 3 克，秦皮 9 克，水煎分 2 次服。最后我安慰她道："治疗痢疾的中草药方多着呢，你先试一试这几种吧！"三天后，这位妇女兴冲冲地跑来告诉我："医生，你的药真灵，我按第一个方吃了几服药，病就好了。"我说："你以后可要讲卫生呀！吃饭之前和大便之后，一定要把手洗干净，不要喝生水，吃的东西还要盖好，不要让苍蝇爬，腐烂变质的东西最好别吃，要不然还得病的。"她答应："我记住了，谢谢你，再见！"

烫伤有良药，蛋清是妙方

书劲松

我小女儿今年十岁，一次在夜间取暖时左手手背不慎被火烫伤。患处潮红，继而起泡，部分皮层被火灼伤卷起皱缩，她因灼热、疼痛难忍而大声呼痛、啼哭不止。我急忙送她去医院门诊求治，经值班医生检查，诊断为二度烫伤。在局部先后涂抹火烫膏、万花油，均无明显止痛效果，她仍呼痛不止，不肯入睡。

正当束手无策之际，邻居阿婆闻讯，便嘱放蛋清，说能止痛。有道是病急乱投医，故取鲜蛋两只，打破去黄，将蛋清用棉签涂于患处。可竟想不到药一涂完，哭声亦止。问其痛不痛、辣不辣，答"不痛，不辣"，遂慢慢进入梦乡。只于深夜偶有轻微呻吟，视其患处蛋清已干，遂又再次涂抹蛋清，呻吟即止。如此反复多次，共用鲜鸡蛋七只。黎明时洗去蛋清，小女儿不再感觉患处疼痛，几天后伤处痊愈，不留疤痕。

《本草纲目》记载："汤火烧灼，鸡子清和酒调洗，勤洗即易生肌。忌发物。或生敷之亦可。"《救急方》记载："汤荡火烧，栀子末和鸡子清浓扫之。"而小女儿烫伤，笔者未加其他药物，效果亦满意。真是烫伤有良药，蛋清是妙方。

尿缸可止鼻血

柳克尊

笔者曾在二十年前遇到这样一件事，一位年近三十的男青年，间断鼻孔出血（鼻衄）四十多天，每次出鼻血少则数十毫升，多则上百毫升，旁观者都觉得凶多吉少，多次注射止血剂、服用中西药也只是症状稍缓解，而后鼻血间隔时间逐渐缩短，出血量增多，在这危急之际，一位壮族草医恰好路过此地，胸有成竹地说："此病非我莫治也。"于是叫病者家属找来一个多年的陶器尿缸，放在火上烧红，取出后，徐徐倒入冷水，顿时烟雾弥漫，这时让病人低头吸入雾气，不及片刻鼻血自止，尔后终未复发。笔者如法炮制，试治了8例"顽固"性鼻衄患者，均收速效。

天冬治烫烧伤效果好

刘禹耕

我作为"家庭妇男"，经常要与锅碗瓢盆打交道，少不了要被烫伤、烧伤，遭了不少罪，究其原因，恐多为工作中旁骛医道所致。

我栽有一些常用中草药，经常用它们做实验。受伤后，虽也知道酱油、酸醋、煤油等的功效，但偏要"舍近求远，自讨苦吃"。有时连试数药俱无良效，心里却也不急。

当我用天冬鲜品洗净切片覆在烫伤、烧伤患处时，痒疼之感顿失，且不留瘢痕，其效之谜，令人难以置信。

以上药方对小面积损伤有效，而大面积烧伤或烫伤，因本人未受此患，故未曾试验过。

壮医药线点灸疗法

韦克俭

我过去由于入睡时习惯张口呼吸，咽部长期直接受到外界空气的不良刺激而反复发炎，特别是感冒后症状加重。每到秋冬季节，空气干燥寒冷时，常感到咽部干燥不舒，似乎有异物附着于咽部，时有较黏稠的痰液咳出，时有欲呕或刺激性咳嗽。检查为咽后壁血管扩张，还有较多的淋巴滤泡凸起，可谓典型的"喉癣"。

"喉癣"也就是慢性咽炎，是一种常见多发的疾病，我曾为此病服过四环素、麦迪霉素、复方新诺明、六神丸、牛黄解毒丸等多种抗生素和清热解毒药，但均未获长期疗效。

自从学习《壮医药线点灸疗法》一书后，我打着"有病乱投医"的念头，买来了药线，选取任脉上的天突、廉泉等穴位，手阳明大肠经上的合谷穴、曲池穴，配以风池穴，和任脉上段的阿是穴（天突到廉泉之间，压迫时咽痒欲咳嗽便是此穴），每晚选取3～4个穴位，用药线点灸治疗，连续15天为一个疗程。治疗3天后咽痒感减轻，7天后咽部异物感消失，10天后自觉症状已基本消失，疗程间隔期间仍有后效，间隔5天后继续第二个疗程，治疗方法与第一个疗程相似。第二个疗程后，自觉症状完全消失，检查咽后壁凸起的淋巴滤泡已基本变平。至今已时过秋冬两个季节，我的咽炎病未见再发作。我曾用同样的药线点灸疗法治疗另一位慢性咽炎患者，亦取得了与我类似的效果。

壮医药线点灸疗法，简便易行，经济有效，疗效显著，确是值得提倡和推广。

民间验方治疗痔疮

韦启仕

古人言"十人九痔"，可见痔疮的发病率之高。对这种病的治疗，在广西马山县、大化瑶族自治县一带的壮族地区，沿用一种民间传统的中草药进行治疗。方法：把七叶一枝花根部磨碎，调入米醋，药量 9 克配 50 毫升米醋（其他醋均不能用），调好后稍待数分钟，便可用已消毒的棉签将药液轻轻擦于痔核处。如有内痔用棉签将药水带进肛门涂擦，连擦 10 天，痔核自然脱落，痔疮就好了。采用这种方法治疗，许多患者经治后久而不发。

防病健身的从江瑶族药浴

杨天龙

贵州省从江县的瑶族人民自古以来形成一种良好的卫生习惯——药浴，它既可以健身、洁体，又可以治病、防病。在从江瑶族乡村，家家户户都备有一个直径为 1.2 米、高为 1.5 米的热水药浴桶。从江瑶族人民的药浴很讲究，习俗规定每个月只能药浴 6 次，每月农历初一、初六、十一、十六、廿一、廿六这六天是"消灾日"。在"消灾日"里，男女老少都要进行药浴，以求"消灾"。采药也有一定规矩，即在"消灾日"，每户都由最年长的男性上山采集追风伞、半边枫、九龙盘、血藤、狗舌藤、鸭儿芹、节节草、枫树寄生、党参和何首乌等中草药来供全家人药浴使用。药物采集回来之后，先洗净、切碎、放入大铁锅中用水煮沸，待煮出药汁后，捞去药渣，把煮好的药水放入大木桶内进行药浴。

从江瑶乡药浴的程序，还有特殊的规定：如遇到家中来了客人，就得客先主后；无客时，先男后女、先老后幼。药浴方法：浴者赤身入桶，在保持适宜温度的药液中浸泡 20～30 分钟。如药水温度过低，再将锅中煮好的备用药水掺入，使每位药浴者浴时的温度相同。在药浴中，通过浸泡，让药汁慢慢渗入人体的毛细血管以遍及全身，达到以浴治病的目的。经常药浴对治疗风湿性关节炎和各种妇科疾病有一定效果。无病者通过药浴也能消除疲劳，舒筋活络，健身防病。

笔者先后经历过两次药浴。因工作常下乡到瑶族地区，曾住在瑶族群众家中。一次步行数十里，感到周身疲乏、关节痛；另一次下田插秧，因天气炎热、流汗过多，喝了不少生水，结果发痧生病，四肢无力。这两次都碰上瑶乡人民药浴的日子，笔者被当成贵客看待，于是在晚饭前就请我先洗药浴澡，还交代我药浴的方法和入桶时浸泡的时间。两次药浴，确实疗效显著，药浴后使人全身轻松舒适，消除了疲劳，恢复了健康，特别是治好了我反复发作多年的关节炎。

汗斑折磨人，茄瓜除病根

梁庆森

最近，一位老友向我介绍了他童年时患汗斑的一段痛苦经历。

他 12 岁那年，全身 80％以上的皮肤生了汗斑。每当天气炎热或被烈日烤晒，或吃了鱼虾之后，患处皮肤奇痒难忍，经多方治疗，有时症状虽有所缓解，但仍不断复发。曾被人戏称为"汗斑头"、

"脱皮鬼"，致使他常羞于露众，苦不堪言。就这样不知不觉过了六年。一天，街上的一位裁剪师傅见他身患汗斑，便吩咐他试用煨茄瓜外治。当他遵法治疗数天后，汗斑竟奇迹般地痊愈了，且至今30多年未见复发。后来他把该法介绍给其他汗斑患者，都屡用屡效。

治疗方法：每次取紫红色茄瓜（即茄子，白色者无效）数只，投入火灰中煨至五六成熟后，取出纵切成两半，待适温时，以切口蘸枧水（酱园店有售，若无此水可用枧砂打碎兑水）在患处反复涂擦（擦时有微痛感，几分钟后消失），每天2次或3次，一般数天可见效。若先让患部被太阳晒灼热后再擦，则效果更佳。

巧用猪眼治臁疮

韦礼贵

臁疮俗称"老烂脚"，是一种好生于小腿胫骨下端软组织的慢性溃疡性疾病。因其病变的部位发生在古代穿着的裙边、裤口附近，故又称"裙边疮"、"裤口毒"。本疾以农民患者居多，常因局部皮肤破伤、虫咬或湿疹等而诱发。其疮口溃烂后经久难以收口，治疗颇为棘手。笔者年幼时曾不幸患此病，经常法治疗，历年余而不愈。后偶得一民间老草医指点，用猪眼治之，一试即效，故记忆颇深。

某日，笔者在门诊遇一姓农患者，农民，患该疾已八月有余，曾屡用青霉素、链霉素、复方新诺明等药治疗，效果不明显。吾先用双氧水将疮口里面的脓水清洗干净，并用消毒棉签轻轻擦拭至患处稍有渗血后，取新鲜猪眼睛1只（勿用水洗），用消毒刀具将其割开，取眼睛里无色、透明的胶黏状液体，涂于疮口上，后嘱患者每日涂药1次或2次，不需用敷料敷盖，连涂3日后，疮口即渐渐开始结痂，继续用药未及一月而痊愈。治疗期间要注意局部清洁并禁食芋头、黄豆制品。

山楂粥防治心血管病

陈国华

去年深秋的一个下午，天上下着蒙蒙细雨，我独自在家，闲暇无事，心中异常惆怅，甚感孤独与寂寞，于是在屋内踱来踱去。突然间，门铃响了，以为是老伴回来了。谁知开门一看，竟然是我的老友刘兴发。他来成都出差，办完公事后，顺便来看我。请坐上茶后，他对我说："你过去叫我每日用山楂 30 克，大米 45 克，白糖适量，熬粥常服，我遵命照办了。开始每日 1 次，半年后，改为隔日 1 次，之后又改为间隔 2 日或 3 日 1 次，总之，一直都在服，从未久停。快 4 年了，食量增加，体重不变不说，冠心病也一直没有发作过。不仅如此，我还将此粥推荐给 6 位冠心病病人，他们吃了以后，都说效果很不错。为此，特来向你汇报。"最后，他提出了问题：山楂是消食之药，为什么能预防和治疗冠心病呢？奥妙在哪里呢？

这个问题问得好，说到了关键，很有现实意义。于是我就以漫谈的形式，将问题解答如下：山楂，又叫红果子、棠棣子，为蔷薇科绿叶灌木或小乔木植物山楂的果实。本品味甘酸、性微温，入肝脾胃经，具有消食化滞、散瘀止痛之功效。既往多用于治疗伤食腹胀，消化不良，产后瘀血腹痛，也作为治疗痢疾腹泻的辅助药物。

现代研究证明，山楂含山楂酸、酒石酸、枸橼酸、苷类、解脂酸和糖类等，除具有增加胃酸分泌，促进食物及脂肪消化，抑制消化道病菌生长等功效外，还有扩张冠状动脉、舒张血管、改善心肌活力、降低血压、降低胆固醇和强心等作用，因而又是防治高血压病、冠心病和高脂血症的良好食品和药物。

　　同时，食用山楂粥还应注意两个问题：①吃山楂粥要有耐心，要坚持长期服用。因为上述疾病是长期形成的，其来渐，去之也当渐。②山楂所含的酸性物质较多，有胃病而胃酸过多及胃、十二指肠溃疡者，则不宜食用山楂粥。

一点红止血好

闭卫忠

　　我们在南疆边防哨所时，若遇到外伤出血时常就地采集草药一点红，捣烂敷伤处即可止血止痛，此方很灵验。

　　一点红为一年生直立草本植物，高通常 10～50 厘米，有白色疏毛，顶生头状花序，具长柄，花紫红色，生长于村边路旁、荒地等。取草药一点红鲜叶适量（酌情用药，药量以盖过伤口为宜），洗净捣烂敷患处，用消毒纱布或干净的布包扎好，即可止血，每日换药一次，一般 3～6 次伤口生肌痊愈。若遇伤口感染、腐臭，可取鲜一点红全株 50 克左右，洗净捣烂后用消毒纱布或干净布包好在火边烤至温热，将药敷患处，包扎。敷药前先用温开水洗净患处擦干，每日换药一次，一般连敷 3～5 次可生肌痊愈。

伤风良药野芋头（狼毒）

梁庆森

　　去年秋季，我乘列车外出。旅途中与同座位的一位女性旅客闲聊，说到她用民间验方狼毒治疗伤风感冒颇有疗效，过后经验证，发现其方法疗效显著，确为简便而又速效的验方。

取鲜狼毒一个切成薄片，先将一片在患者小腿上试擦一下，若感觉皮肤痒，证明此人身无风邪而非感冒伤风症（用白酒涂痒处，即可解狼毒毒性而止痒）。如擦后皮肤无痒的反应，则知患者已感时邪，外袭肤表，得了"伤寒"，故用药对症。此时，把狼毒片同适量大米炒至狼毒呈黄色（狼毒有毒性，同米炒令米吸去部分毒汁，减轻对皮肤的刺激），去米，取狼毒片150～200克入锅煎沸一阵，去渣把药液倾在澡盆里，待适温时洗澡，洗完后被覆睡2小时取微汗即愈。愈后几天内禁冷水浴，防止病复发。

这里介绍的狼毒，指广东、广西习惯使用的天南星科植物海芋头，也称野芋头、老虎芋。该药常野生于房前屋后、路边、溪旁，易采到。药店售的干狼毒片，是否同鲜品一样有效，未经验证。

那位介绍验方的旅客说，该村居住几百人，长期以来，不论男女老少，谁得了感冒伤风，只要取狼毒片水煎熏洗，半天内可愈。

益母草治验二则

陆 峰

一日，我在门诊接治一牙痛工友（已用青霉素二日）时，恰逢一老妪也来取药。老妪见患者半颜肿胀又哼呵直吟，便问其由，道是风火牙痛，便转身出门良久，找来一把嫩益母草令患者纳入口中咀嚼，时约五分钟，但见患者皱眉舒展，喜告痛减大半。我深感奇妙，又探问从有何用？又曰："水肿尿赤不可少……"尔后，我有意将该药为君，佐以他味，每于临床验证，功用果然非凡。

1. 治牙龈肿痛、小儿龋齿牙痛、智齿发炎。益母草（鲜嫩）50

克，两面针皮 15 克，虎杖 15 克。水煎含漱反复多次，轻症 1 剂愈，重症也少见 3 剂。

2. 治肾炎水肿、产后水肿、高血压头痛。鲜益母草（带花籽）50 克，葫芦茶 50 克，玉米须 50 克（茅根可代用）。每日 1 剂，水煎服，每次服半海碗，3～5 剂可显效。

腋下汗如雨，远针环跳里

王玉堂

1961 年初春，我下乡为农民防治疾病，曾遇一老叟，患右腋下汗出如雨，淋漓不断，汗液湿透棉衣一侧，针环跳一穴，四次而愈。殊觉甚奇，故为之整理，以供研究。

倪某，男，62 岁，农民，独自寡居，终日务农劳作，着凉冒雨，涉水种稻。患右腋下汗出如雨，髀膝疼痛数载不愈，每年春季肝木当令即发，卧床呻吟，不能步履劳作，呈剧烈疼痛，阵发性加剧，苦不堪忍。

其证见右腋窝汗出如泉，豆粒样汗珠，漉漉滴下，冰凉湿冷。膝关节疼痛，状如履冰，痛引足四趾，转侧痛楚难忍，影响睡眠，纳佳，二便正常，舌质红嫩，苔白润，脉沉细涩。

乍遇此症，茫然无绪，踌躇片刻。细思，腋下、髀膝、足四趾乃胆脉所行所过之处。《灵枢·经脉篇》有"胸胁肋髀膝外廉……诸节皆痛，足四趾不用"，茅塞顿开，引申触类，少阳主枢以助太阳之开。开合枢，相反相成，寓开以阖之中。取环跳穴居其中，贯通上下，一针减，二针轻，四针即随针而愈。其针理深奥幽微，有待进一步研究。

人禽同治一良方

梁庆森

玉林城南四方塘，村民自制清肝汤；基黄钱草红竹菊，人鸡同服皆安康。

据有关部门统计，近年来患肝病者占总人口数的 13%～14%。可是，在广西玉林市城区南面三里路外的四方塘村，全村 200 多人，你却找不出一个患甲肝或乙肝的病人。为什么？原来该村群众自制有一防治肝病的良方——清肝汤。平时，村民常把此汤当茶饮预防肝炎，若谁家有人患肝炎，服几日即愈。清肝汤不仅能治肝炎，而且可疗鸡瘟病，若发现有鸡屙青、白屎，羽毛竖，头低垂，眼打盹的鸡瘟疫病流行，急煎清肝汤灌服，即能药到病除。鉴于此，村民们便自豪地吟作了篇首那传颂了多年的歌谣。

最近，我慕名走访了四方塘村，一村的男女老少都争相介绍清肝汤的方药：鲜田基黄 60～90 克，鲜金钱草 50 克，鲜路边菊 50～60 克，鲜一点红 60 克，鲜竹黄 40 克。均系丛生于田野或丘陵草地上的中草药。药源足，治疗简便不花钱，效果好，可谓人禽同治的疗病良方。

民间治胃病土方

王真

蜂蜜 150 克，猪肚油（板油）200 克切片，两味装碗混合，隔水蒸熟，分两次服完（不要做菜送饭，要单独服用）。

笔者原是一个胃十二指肠球部溃疡的患者，已有八年胃病史，曾服过不少中西药治疗，但是总反复无常不能治愈。幸今年春得知这个土方后，只服过二次，直到现在已八个月了，都没出现过胃痛。据说该法曾治好过不少胃痛患者，故特将这个花钱少、见效快、治病彻底的土办法介绍出来。患者不妨一试，也许能解决你长期胃痛之苦。

菊叶止鼻血

李凤发

我经常流鼻血，十分苦恼。以前用冷水拍打后颈、吹耳等方法治疗，效果均不佳。后来我采用菊叶塞鼻加伸臂的方法，治疗效果甚好。即每当鼻孔流血时，将野菊叶搓软后塞进鼻孔，再将手臂向上举起，左鼻孔出血就伸右臂，右鼻孔出血就伸左臂，两个鼻孔出血，就伸出双臂。经几分钟后，血就止住了。

小儿夜啼并非鬼神作祟

黄素琴

前些日子下乡工作，漫步集市时见在显眼的墙壁上贴着一张红纸条，上面写着："天皇皇、地皇皇，我家有个夜哭郎。过路君子念一遍，一觉睡到大天光。"可以想见，这位"夜哭郎"的父母亲，是多么希望每位过路人都为他念一遍"天皇皇……"这个"符咒"，以求驱除"邪气",使其小宝贝不哭不闹,安然地"一觉睡到大天光"。

其实,小儿夜间哭闹不安,并不是什么鬼神作祟,而是一种病症。因为小儿体质娇嫩,容易受外界环境的影响,如惊吓、饮食过饥或过饱、衣着过冷或过热,均可以引起小儿夜间哭闹。这在医学上叫做"小儿夜啼症",俗名"夜惊症"。按照中医的理论,本病一般可分为两种证型:一是心经有热,二是脾胃不和。中医书上说"小儿心热则夜不安神而惊啼","胃不和则卧不安",即指本病的两种情况。故治则应以安神和胃为主。可选用朱茯神6克,龙齿6克,蝉蜕5只,淮山6克,枳壳3克,槟榔3克,薄荷1.5克,甘草梢1.5克,灯芯10茎,每日1剂,水煎分2次服。一般服2~3剂即收效。

治新生儿头皮血肿验方

龙锦烺

我用草药兰愁汁外涂治愈新生儿头皮血肿29例,方法如下:

将鲜水泽兰100克,鲜血见愁100克,各洗净后合在一起捣烂用纱布包好后,挤出药汁,每50毫升加兰花酒5毫升,置瓶中备当天使用。用棉签频频外涂肿处,每天上午、中午、下午各涂一次,每次10~15分钟,一般连续用药4~5天病愈。为防患儿着凉感冒,可于外涂药前将盛有药汁之瓶子置于开水中令药温达30℃~35℃。

典型病例:黄某,男,23天。因胎头先露分娩后致左侧头顶出现一鹅蛋大之血肿,经近半个多月观察不消,给肌注维生素K,口服消炎止血药,硫酸镁湿敷,热水外敷亦无奏效,给其他中草药试行外敷也无好转,外科曾试行穿刺抽血以达消肿,因家属不愿意而改用上法治疗,连用4天血肿块消失而痊愈。

治肝腹水验方

刘立新

我到广西桂平县（今桂平市）金田镇出差之际，从当地一干部口中得知，其妻原患有肝肿大及肝硬化腹水，经多方治疗无效。他后来从民间得一祖传秘方，遂给其妻服用，渐渐地竟奇迹般康复。具体治法：按8∶1∶1的比例取天星草、田基黄、鸡骨草各适量，以上三味用猪骨头炖汤，炖开以后去掉汤面油脂，然后当茶饮服。其中天星草我曾采有标本，鉴定其为伞形科的天胡荽，南方多生长。

治尿失禁小偏方

张裕兴

我表叔今年87岁高龄，去年初春患尿失禁症，严重的时候，成天提不上裤子，在冰冷的天气里，还夹着个小便壶，真是痛苦极了。住进医院，治了一个多月，从未见效果，他自己也认为没指望了。当时他有一位姓李的亲家前来看望他，对他说："听人说白芷加白糖熬水喝，能治此病。"于是他抱着试试看的心理，叫儿子到中药房去买了1元钱的白芷，分成5小包，每包拌白糖（甜了就行）煎水当茶喝，服用5天后病症竟神奇般地好了，至今一切都很正常。患者不妨一试。

治腰扭伤民间秘方

洪锡平

我的一位亲友介绍一则治疗腰扭伤的民间秘方，并经治多例，不管病程长短，病情轻重，无一不应验。现介绍处方及用法：取自酿优良糯米酒 500 毫升，十八九岁健康少女乌黑有光泽之头发一团（如鸡蛋大小），将头发洗净晾干，烘焙成灰倒入砂锅中，之后加入米酒与之煮沸数分钟即可。早晚各服一次，也可每晚临睡前服用，每次 250 毫升，如不胜酒力，也可分多次少量饮服，服时一定先要将酒搅匀，连发灰一起服下方可奏效。如一次未愈，可如上述炮制饮服三次即可。

白族民间大枣汤治荨麻疹

吴宗星

我曾采用白族民间验方大枣汤治疗 17 例因食鱼、虾、蟹之后引起的荨麻疹，结果均在 2 天内治愈，其中 7 例仅服 1 剂汤药即痊愈，在治疗过程中未见不良反应及毒副作用。

处方及服法：大红枣 20 枚，鲜白英 15 克，秋鼠曲草 9 克。水煎（复煎 1 次），将 2 次滤液混合，分成 2 等份，早、晚各温服 1 份，红枣食之。每日 1 剂。儿童与成人剂量相同。同时若佐以外用芝麻梗、大蒜苗各 1 把，水煎汤洗。每日洗 2 次，则效果更佳。

禁忌：治疗期内要禁食河海鱼腥发物、辛辣等刺激食品，多饮开水。

酒冲饭巧治腹痛

郭正学

我十几岁时经常闹肚子痛，有时肚皮隆起呈条块状，但是不呕吐，也不拉稀。疼痛发作时痛苦难忍，直冒冷汗，需要硬物顶住疼痛部位片刻，以上症状才缓解。一次在野外发病时，一位老人介绍说，用酒冲饭吃可以治疗这种病。于是回家后按照老人的说法，煮好米饭，盛起半碗饭，然后再买来 50 毫升米酒，把米酒往碗里倒一半，用筷子搅匀，趁热吃。酒饭味道较苦，好不容易才吃完。吃完饭后，只觉浑身温热，即上床睡觉，在迷糊中睡着。第二天起来，顿感全身舒服。从此以后，就不再出现腹痛，根治了。有同样症状者不妨一试。

苦丁茶能治前列腺炎

黄植刚

1991 年夏，我患上了前列腺炎，苦不堪言，被迫住院留医两个月，天天打针服药，病情有所好转才出院，出院后虽继续服前列康等药，但都没有根治，久不久就复发，特别是有时忘记服药就马上复发，因此成了医院的"常客"。1992 年春，我听说服苦丁茶能治肾炎等症，我即抱着试试看的心理，从市场买来苦丁茶，冲开水泡浓茶后喝，每天喝两三次，每次喝一两口，天天喝，从不间断。坚持喝了三四个月，病情好转，症状骤然消失。现我虽早已痊愈，但仍坚持喝苦丁茶，也就形成了喝苦丁茶的习惯。喝苦丁茶没有饮后睡不着和小便多的毛病，并且很经济。

注：相关资料显示，名为苦丁茶的植物有好几种，并且属不同的科目。文中提到的是在广西乐业县境内的苦丁茶。此种苦丁茶药源丰富，在当地花五六元便可购买1千克，1千克茶足够服用三四个月了。

灵验的跌打扭伤单方

王在兴

我有一好友在劳改部门工作，前年初到他家做客，酒席间闲谈介绍说，一犯人传授并经其本人亲眼所见，用萹蓄草浸 40～50 度白酒，用来治疗跌打扭伤（骨折忌用），效果很好。我按照他所述，在临床实践中验证 15 例，疗效确切。现介绍给大家，供参考应用。

用法：鲜萹蓄草 100 克，切碎后浸泡在 250 毫升 40～50 度的白酒内，1 小时后即可服用。用量：根据患者饮酒量而定，以微醉为度，饮完即开始跑步，跑至大汗淋漓后疼痛马上减轻，次日消失而愈。如属下肢伤重不能单独跑步，可 2 人拖扶强行从慢跑到跑步，跑至大汗淋漓，症状减轻后放手令患者自己坚持跑步，直至症状消失而愈。

民间单方治愈多年气管炎

周 平

我曾患有十多年慢性支气管炎。每年西风一起，天气变冷，就开始发病，咳个不停，胸闷、气喘、呼吸困难，严重地影响工作和休息。尽管用过不少中西药物，但总不能根除。后经人介绍，两个民间单方能治气管炎，于是在1975年夏季饮服生姜蒸西瓜，当年入冬再服米醋炖冰糖，真是神效，至今已有17年没有复发。现将此方的制作方法和服用方法介绍如下，供患者参考。

生姜蒸西瓜：2千克左右西瓜1个，生姜200克。在瓜蒂一端切开一个盖子（似茶杯盖大小），用汤匙把瓜瓤掏出来（不可把瓜掏穿）放在碗内，把洗净的生姜切成薄片，置于西瓜内，再将瓜瓤装进瓜内，用西瓜盖封好，然后把整只西瓜放在适中的铝锅内蒸半小时左右（瓜内不可进水），趁热饮汁食瓤嚼姜片，一次吃完。依照此法，在一个夏天连吃3次。

米醋炖冰糖：优质陈醋1瓶（500～550毫升），冰糖500克，均置于大口搪瓷杯里加盖密封，然后放进铝锅内隔水炖煮，直到冰糖溶化，搅拌均匀，放其自然冷却。此方应在同年入冬后、气管炎未发前服用，坚持每天早晨空腹服一汤匙（不必加温），服完为止。

壮医药线治愈寻常疣

郭正学

去年，我女儿右手食指、中指、小指各长出一个高粱米大小的丘疹，表面粗糙，灰褐色。今年丘疹逐渐扩大，医院诊为寻常疣，用 5 - 氟尿嘧啶软膏给她涂抹，但一点效果也没有。后来我试用壮医药线在丘疹顶端点灸，每晚一次，连续七天以后，丘疹逐渐缩小，最后较大的一个结痂脱落，现皮损处已全部长出正常皮肤。这一奇迹的出现，使我对壮医药线的疗效，由怀疑转变为相信。

仫佬族民间便方治腹泻

唐存留

1985 年夏，我患"拉稀"，一天拉十几次。后经一位仫佬族老人介绍，在门口不远处摘回金果木嫩芽六枝，倒一杯开水，泡 5 分钟，待开水变成淡绿色时，喝大半杯（约 150 克），就没有再拉稀，间隔三小时后，我又泡一杯服下，腹泻痊愈了。后来，我每遇拉稀，都照此方治疗，次次见效。1986 年夏，我们中队有 20 多名犯人拉肚子，我采了一大捆，煮成药汤，每人喝一碗，即止泻。有的拉红白痢，喝两碗即愈。此方简便、有效，特别适用于农村。

适应证：大便稀而且次数多，红白痢疾。用法：取金果木叶、鲜嫩芽 3～5 克。用滚开水泡 5～10 分钟，待开水变成淡绿色时，喝一茶杯，20 分钟即见效，服 2 次或 3 次即愈。病情严重的（指拉稀

1～2天或出现红白痢）可以多采一些叶、嫩芽煲煮成药汁服用，效果更佳。病人在野外无煲药条件时，可摘4～5枝嫩芽洗净，放入口中嚼碎和山泉水一起吞服，20分钟止泻。

注：金果木又名算盘子树，小灌木，冬天落叶，嫩芽呈紫红色，秋天结子呈黄红色，圆扁形，形似算盘子，生长在路边或平地，广西各地都有生长。

神奇的指甲花

孙 福

一次我去朋友家做客，看到他家栽有一盆白色指甲花（又名凤仙花、海纳花），就对他说："这花有用，用花擦患处，能治皮肤病。"也真巧，朋友的手就患有多年皮肤病，一直治不好，症状是手掌心里起小泡，时有渗出液，干皮脱了一层又一层，多方求医，有的说是皮炎，有的说是手癣，钱没少花，路没少跑，就是治不了，持续了十几年。这次他照我的话用指甲花擦患处，只擦了4次，手上的疾患就好了，真是药到病除，完好如初。

凤仙花颜色多样，花多而艳丽，很似蝴蝶起舞于叶丛之中，十分惹人喜爱，不仅有观赏价值，而且还有药用价值。全草煎水内服或捣敷，具有清热解毒、消肿止痛等功效。

桐油有毒不可食

戴廷荣

最近下乡遇见一件令人痛心的事情。村子里刘大妈的女儿今年20岁，因失恋精神受刺激成了"疯子"，刘大妈四处求医，花光了家里多年的积蓄，女儿的病情仍不见好转。一位"好心人"给介绍了一个偏方：用桐油煎蛋吃。谁知，女儿吃完鸡蛋就翻肠倒胃地呕吐，最后昏倒在地。乡亲们急忙送到医院，结果因抢救无效而死亡。

其实，桐油是绝对不能吃的。桐油是一种工业用植物油，其毒性较大，临床都作外用，禁内服，如误吃后可出现胸闷、头晕，并引起恶心、呕吐、腹痛、腹泻，严重者可影响肾脏功能，甚至引起呼吸困难、抽搐、心脏停搏而致死。因为桐油与一般食用植物油样子很相似，我们应将桐油与食用油分别放置，不可混淆，或用标记把桐油标明，以防误食后中毒。

土法治淋巴结炎

杨 凡

我三年前曾患淋巴结炎（未化脓），住院治疗数日，一直未治好。后来得一个验方，经使用3天即见效，至今记忆犹新。

用法：把桐油少许倒于新瓦片上，过两分钟后，用鸡毛蘸桐油，轻轻擦患处3分钟。每天擦3次，一般3天即见效，一周左右可以痊愈。

土法治马蜂蜇伤

吴　舟

母亲在家清理庭院，不料被马蜂蜇了一下，疼痛难受。我立即从她伤处挤出毒汁，找来4只活蜗牛，取肉捣烂，敷于患处，10分钟后疼痛即止，但红肿不消。我又采些鲜马菜（马齿苋）洗净捣烂外敷，翌日红肿消退了。

玉米须治愈慢性肾炎

康忠长

我有一个亲戚，男，50岁，患慢性肾炎10年，服用中西药物不计其数，病情却迁延不愈，反复发作。1990年秋季嘱其大量收集玉米须晒干，每日以60克煎汤代茶饮，停服其他药物，连用8个月而愈，至今没有复发。此方是名老中医岳美中先生的经验方，临床验证确有奇效，且病家可自行采备，经济、简便、实惠，只要患者持之以恒，坚持服用，就能收到满意的疗效。

云南白药治疗疮

卢家瑾

闻名遐迩的云南白药，除有很好的消肿止痛、止血功用外，治疮疖也有好的功效。前年我的手指头生了个疮，经多方治疗未愈，后经一位同志介绍，并给一丁点云南白药粉和水调糊敷上，纱布包好。当天上药，晚上即疮面干水，次日即结痂封口，第三天结痂自然脱落而获痊愈。

前不久我的鼻面部亦生疮，去医院诊治，几经服药，虽时有好转，但屡屡复发。复发时奇痒难堪，夜晚尤甚，痛苦难眠。后来想起了云南白药，用不到一瓶的十分之一药粉调水敷上，当晚即干水止痒，次日痊愈。

需要注意的是，如疮口过宽且深及皮下组织者，粉药不宜搅得太稀，因其渗透性很强，对深部皮下组织有刺激痛辣感。同时，在上药时，须留一小口勿封闭，然后再扎上纱布。但疮伤较小者可以全封闭。另外，待药干后其疮面结痂切勿用手掰扯，应待其自然脱落，以免发生撕裂皮肤导致感染。

治寒湿型关节炎验方

永　水

治疗寒湿型关节炎，我用的一些方剂，收效颇好，现提供一个验方给广大患者一试。

处方：麻黄、桂枝、细辛、半夏、川乌、草乌、干姜、桃仁、栀子、地龙各 30 克。以上 10 味中药泡白酒 1 千克，一周后取药酒外涂在患处（千万不能口服），每日 2 次或 3 次，数日有良效。

本方适用于关节寒痛，得热则减的寒湿型关节炎。若关节红肿，痛处发热，则不能用。

治甲沟炎民间方一则

黄育文

去年我右足大趾曾患甲沟炎，用鱼石脂、依沙吖啶、硝酸银等药物治疗，均不见效，该疾迁延五个多月。后得友人介绍，用藤黄涂敷，七日后不再有黄水流出，第十日原增生的肉芽开始缩小，至今不再复发。现将具体方法介绍如下：取藤黄适量研末，放入一只小碗内，加温开水少许搅拌，溶为黏稠液体，敷于患处，每日2次。

藤黄是藤黄科植物藤黄的胶质树脂，有消肿化毒、止血的功用，可治疗一切痈肿、无名肿毒、顽癣、跌打损伤。

治手足皲裂一法

邓晓菊

我在西北地区工作多年，每当气候干燥时，手足就皲裂，疼痛难忍，曾多次到医院诊治都不见效。后来，我的一位朋友到我住处做客，我把手足皲裂之苦向他诉说。朋友告之，将250毫升食醋放在铁锅内煮开后5分钟，把醋倒在盆里，待稍凉后把皲裂手脚泡在醋里10分钟，每天泡2次或3次，7天为1个疗程。2个疗程后，我的手足皲裂果然彻底好了，至今没有再犯。

猪肾治腰痛，简便又易行

覃中元

八年前我因劳作不慎腰肌损伤，痛苦不堪，经多方求治终不见有好转。后经人介绍得一民间小便方，抱着试试看的心理服食一次即愈，至今不复发。后又介绍给有腰肌损伤的农民朋友，他们也很快治好了。

方法：取新鲜猪肾（猪腰）一个，去除表皮筋膜。在瓦煲里先垫一层食盐（最好是生盐），然后将猪肾放在盐上，再在其上撒上一层食盐。以文火慢炖至猪肾干水熟透，香味扑鼻，取出猪肾待温，以温开水洗净表面盐分便可服食。最好空腹食用，次日便显功效。若腰肌损伤较重，可再如法食用1次或2次。

屡试屡验，壮医治喉痛方真灵

郭正学

有一位老壮医告诉我，喉咙疼痛时，可用山上的"那苋药"治疗。"那苋药"其实就是山豆根，其性味苦寒，有清热解毒、消肿止痛、通便的作用，主治急性咽喉炎、扁桃体炎、牙龈肿痛、便秘等。但此药有毒，不能多用，每次咀嚼一小片即可，否则会使人呕吐。

有一位中年妇女，她咽喉疼痛，吞食困难，曾用几天的青霉素，病情稍有好转，但因畏针痛而寻单方。我告诉她到中药店去买老壮医说的山豆根。于是中年妇女买来拿一小片咀嚼后，去掉药渣吞下药水，次日就高兴地告诉我咽喉不痛，能吃东西了。

第二位病人是那位中年妇女的儿子，他并不是与母亲同时发病，可症状一样。他母亲叫他去买山豆根，可他一时找不到，以为喉咙痛是小病，打一天针会好，于是在门诊注射青霉素，然而，喉病依然没好。后来他还是去中药店买了山豆根，按同样的方法服用，第二天就告诉我病好多了，我叫他每天咀嚼1～3次，很快会好的。果然，三天后见到他时，他一脸笑容地说病完全好了。

第三位是我自己，那年夏天，昼热夜凉，不慎着凉，开始是全身不舒服，后来咽喉疼痛连吞唾液都困难，特别是后半夜，常因吞唾液而痛得惊醒。刚开始我用家中备有的板蓝根冲剂，但服了两天毫无效果，才不得不去买山豆根，谁知咀嚼了一小片后，当晚后半夜便不再因疼痛而惊醒，因药太苦，第二天又出去办事没有服用，当晚就被痛醒。从第三天开始，我坚持服药，第四天就与咽痛"拜拜"了。

癔病晕厥与癫痫有区别

庞国森

1997年1月5日，某矿老矿工黄某带着自己的女儿来到我处寻医。老黄忧愁地对我说，他女儿患癫痫病，经中西医治了5年，没有半点效果，因病而家徒四壁，女儿的对象也吹了。他们在《民族医药报》上看到我撰写的《癫痫病因与民间验方》等文章后，把希望寄托于我。我请他们父女俩坐下，查看他们带来的病历与脑电图检查结果，发现没有阵发性高波幅慢波、棘波、棘慢波综合等癫痫波型，而是在癔病发作时，由于自主神经紊乱发生早期血管痉挛和极期血管扩张所致血管性头痛，出现快波较多的低波幅与慢波稍多的中波幅，波幅特点以中波幅为主，再加服用抗癫痫药物苯妥英钠、丙戊酸钠、卡马西平、吡硫醇和安定及中药强脑抗痫灵等5年没有半点效果。切脉发现脉弦而兼沉，为里气不舒。故认为诊断有问题。我对老人家说："症属心因性反应，您女儿没有病，是情志不畅，肝郁之脉郁结，凡病皆由于郁，是因不开心而得病，属肝郁气滞自主神经紊乱，即神经官能综合征晕厥而不是癫痫。"启慰一席话后，患者眉头稍展，再予服下药，并嘱做伸颈运动。

甘麦大枣汤加味组成：北小麦150克，粉甘草60克，大枣20枚，生龙骨（先煎）、生牡蛎（先煎）、紫丹参、葛根、磁石各30克，双钩藤、茯苓各15克，半夏、陈皮、竹茹、枳实各10克，每日1剂，3剂病愈。

伸颈运动：头颈疼痛、呕吐、晕厥的根源皆在于腭部与头骨之间关系上的失调，导致肌肉紧张，影响大脑内自然产生的化学物质"内啡肽"的流通所致。由此，用伸颈运动治疗十分有效。形似马蹄的下腭的运动能调整颅内血管的舒张功能。做法是把头转到右边，就像从右面回头向后看一样，把右手食指置于左脸颊，大拇指则置于下巴，轻轻地把头推向右边，同时用左手向头顶伸过去，把中指触到右耳顶部，然后轻轻把头往胸部方向拉下，过了十秒钟后，改做相反方面动作，即把头转向左边做，也是十秒钟，如此反复各做3次，隔2小时再做，坚持每日做5～8次。笔者运用伸颈运动先后治愈多例椎-基底动脉供血不足、反复发作性头晕头痛患者。

我是如何与脑萎缩"拜拜"的

张廉方

四年前，我才44岁，全身消瘦，头发脱落严重，耳鸣，眼冒金星，出现了不少老年斑。白天食欲不振，打不起精神，不由自主地流涎，晚上失眠多梦，伴咳嗽，口渴、尿频。经医院诊断为脑萎缩病。

脑萎缩病是由于脑退行性变化，不注意自我保养与自我预防而产生的一种病症。中医认为，肾为先天之本，生髓而通于脑，脑为髓之海。脑为元神之府，脑髓不足则头晕耳鸣，目无所视，治宜养精填髓，祛痰醒脑。在医生的指导下，我服用了5瓶六味地黄丸和2瓶维脑路通片，后又服用"返童粉剂"，该方出自1991年第4期《康复》杂志刊登的卢方的"返童丸"。

返童丸药味的组成：生山药60克，肉苁蓉120克，五味子100克，菟丝子、杜仲各90克，牛膝、泽泻、生地、山茱萸、茯神、巴戟天、赤石脂各30克。将药研成细末，加适量浓蜂蜜汁搓如赤豆大小，每次30粒以温黄酒送服，每日早晚各1次，禁忌醋、蒜、陈臭的食物。我按其配药研末，减去加工小药丸的麻烦，按半小勺约2.5克的药量，蜂蜜、黄酒各约3克，热水少许共拌匀，每天早晚饭后各服1次。服用不到一个月，背脊柱处就有似泉水往上至颈椎，由颈椎至头顶百会处，由百会处向左右两边涌动的感觉，脑部恰如久旱逢甘霖，四体润泽，精神振奋，浑身舒畅。自此，我不论冬夏，每年服用一剂。另外夏秋季节，我用黄芪党参泡茶喝，以调补气血。冬春季节食些三红汤（即红枣、红赤豆、红糖），以安神、利尿、补气、活血，达到强身益体的疗效。

通过4年的药疗、食疗和体育锻炼，我的身体恢复了正常，体重增加了10多千克，精力充沛，原来的症状全部消失。

孕妇滥补殃及胎儿

陈文芳

在门诊曾碰到这样一个病例：小芳怀孕了，这可乐坏了想抱孙子的婆婆，除每日鸡鸭鱼蛋不断外，还托人从南方买来了新鲜桂圆，又从医院给儿媳开了黄芪、人参等滋补药品。一下班，婆婆就把小芳看得死死的，寸步不离，不是给她吃桂圆就是叫她喝人参茶，婆婆以为这样儿媳就能给她生个大胖孙子了。但事与愿违，就在小芳怀孕 4 个月时，却出现了漏红现象。经检查，诊断为滥用补药造成的先兆流产。真是有心助长反受其伤。

为什么小芳大量进补反而造成了先兆流产呢？我们知道，桂圆、人参属甘温大热之物，然而在妇女怀孕之后，由于阴血聚以养胎，多数人有阴血偏虚症候，而阴虚则会滋生内热，从而出现口干、口苦、大便干结、小便短赤等阴虚火旺症状。如果这些症状不严重，过段时间通过孕妇自身对阴阳的调节会自然消失。如果症状较重，有经验的大夫也会很小心地选用一些既不影响孕妇，也不损害胎儿的清热凉血药物治疗。

可是，像小芳这种情况，由于生理上的改变，本来就有些阴虚阳亢，又吃了不少甘温大热的补药，这无疑是火上浇油，使内热陡然上升，热邪迫血妄行，以致伤胎漏红，引起先兆流产。因此，孕妇不应听信民间的"桂圆可保胎，食之将来孩子眼大、漂亮"等说法，孕期应慎食桂圆。而人参，若孕妇的确有气血亏虚，也须遵医嘱适当进补。还有一些孕妇由于缺乏医学知识，除有意识地多吃富含蛋白质、维生素、铁质等食物外，还盲目进补，结果非但起不到保健作用，反而还出现了难产。如有些地方的孕妇习惯食用黄芪炖鸡，这些药虽可起到强壮胎儿的作用，但黄芪具有益气、升提、固涩等作用，扰乱了妊娠晚期胎儿正常下降的生理规律，从而使产程延长或导致难产。

因此，孕妇除了吃多样化食物以保证蛋白质、各种维生素、铜、铁、锌等营养成分充足之外，在身体健康、脏腑功能正常的情况下，不要滥用补药，否则会导致机体阴阳气血失衡、脏腑功能受到干扰，表现出各种不适症状，甚至造成不良后果。

孕妇切记：孕期进补要慎重。

经行眼红痛证治疗

蔡秀芳

近期，我在门诊遇到几例中年妇女就诊，她们每当月经来潮时两眼充血发红，曾口服过消炎药及各种眼药水外用均无效，故来我院就诊。月经来潮时眼结膜充血，在中医临床中称为"经行目赤肿痛"。中医认为女性为阴体，以血为根本，气血功能正常则月经、孕育等生理过程均正常。"肝开窍于目"，眼睛之疾大多从肝论治。当月经来潮时，全身阴血相对不足，血少则肝失于濡养，而肝本身为藏血之脏，经血来潮可引致肝藏血不足，血虚肝旺，肝火上乘至目，故经行两目充血发红。本病并不是西医所说的急性球结膜炎（俗称"红眼睛"），所以用眼药水以及口服消炎药不见效，但该病即使不治疗，待月经干净后，两目充血也会自然消退。为了防止经行反复出现两眼充血的病状，在经行前应该运用养肝补血、清热泻火的治法。

处方：当归 10 克，牡丹皮 12 克，山栀子 10 克，黄芩 10 克，龙胆草 6 克，生地 15 克，熟地 20 克，菊花 20 克，白芍 10 克，麦冬 12 克，川牛膝 12 克，车前子 10 克（包煎），柴胡 10 克，甘草 10

克。于经前 5 天，两目尚未红时水煎服，同时忌食辣椒、酒类、花椒、葱、姜等，保持充足睡眠和大便通畅，一般治疗 2 个周期即可病愈。

洗伤疗法不同凡响

朱军青

十年前，我在福建顺昌偶遇邱其茂老先生，他治好了我的风湿痛，并将洗伤疗法传授于我。随后曾治疗数百例风湿性关节炎、肩周炎、腰肌劳损等陈年老伤，效果良好。

洗伤汤组成：红花、当归尾、细辛各适量，用陈年白醋（浸过药面）隔水炖后，用消毒纱布过滤即成。用法：先在患者酸胀痛最明显患处，用刷子蘸洗伤汤（趁热）刷洗，至皮肤潮红，用温开水洗净皮肤，拔火罐，取下火罐后，揩干皮肤渗出的黄液后贴上拔毒生肌膏。

病例：吴某，男，46 岁，1997 年 10 月 15 日求治。两个月前，患者在石材加工厂工作，因搬一块石头扭伤了腰，先后用封闭、理疗、中药均无效。绝望之余在病榻上长吁短叹，后经其在乡广播电视站工作的大姐介绍前来求诊。患者是提取重物姿势不当，导致腰部筋脉损伤，气血不畅，筋脉拘挛不能俯仰，采用洗伤疗法，治疗一周后痊愈，至今未复发。

三味中草药治愈胆囊炎

谭经福

1978 年 10 月，我的岳母罗某，当时已 66 岁，胸腹痛得坐卧不安，带她到县医院检查、化验后，确诊为胆囊炎。当时服用黄胆素丸，后又买一瓶回家继续服用，但治疗了 10 天，其病情未见好转。当时，我在县科委科技情报所翻到一本县科技局编印的《中草药验方》小册子，在治疗胆囊炎药方中有一则验方：虎杖、车前草、十大功劳各 15 克，水煎服，每日 1 剂，分 3 次服，连服 3 日。我按上方帮她抓药，当她服下第一剂后，感到身体已舒服，再服下两剂，病果然好了。之后，胆囊炎一直未复发。

木薯中毒之急救

施格文

1966 年，我在广西贵港市某村下乡工作，有位社员因食木薯，头晕、吐不出、胸闷难受，当地离医院有 10 多千米，而且是晚上，打电话到镇医院却无救护车。当地一位壮族农民介绍了一个救治的方法，他说："如此头晕、想吐，应属轻症中毒，好治。"他当即拿来两只鸡蛋打汤并放盐油，给病人喝下，不超过两小时，那位社员就好了。他还说："如食木薯过多中毒深，昏迷过去（假死），只要胸口暖，脉有微跳，瞳孔未散都有救。此等危症，应速杀鸡一只，去毛与肚肠，鸡砍作数块放入锅中煮汤，把鸡汤放凉，灌入受毒者嘴里，如牙关闭，可用筷子撬开服用，每小时服 1 次，连服 3～4次，一般不超过 6 小时，毒全部退去。"他还说用鸡肉煲米粥吃，对于中毒者恢复体力大有帮助。有人问道："这么简单的方法就能把中毒的病人救过来，为什么呢？"他也说不出缘由，反正鸡食生木薯没问题，其他畜禽食生木薯也会中毒，或许鸡本身带有抗木薯毒的元素，这还有待专家们研究了。

艾叶溪黄草治疗风湿

兰福森

三十多年前，有一位女军医出身的老干部李永清，曾教我一个艾叶溪黄草治疗风湿性关节炎的祖传秘方。之后，我曾用此方治疗多例患者，疗效确实良好。

病例：蓝某，男，12 岁，1969 年 8 月 1 日求治。患者入夏以来，因天气炎热，每天到水中洗澡数次。十天前，突然全身关节游走性疼痛，以四肢肘膝关节为主，局部略肿，卧床不起，啼哭不已。曾请中西医治疗 10 天无效。见舌质淡红，苔薄白，脉细缓，精神疲乏，胃纳差，肘膝关节肿痛不红，此为风寒湿痹。治宜祛风除湿，佐以清热利湿，强身健体，遂用下法治疗。艾叶热敷 1 次，疼痛减轻，患处渗出许多豆粒大的水珠，敷灸 13 天，肿痛基本已除，嘱其续用艾叶治疗的同时，继续用溪黄草炖鸡内服，5 天后，诸症皆除。

处方：艾叶适量，溪黄草 30 克，小母鸡 1 只。用法：把艾叶放铁锅里炒热，趁热敷于患处（以不烫伤皮肤为度），包扎，每日 3 次，每次约敷 1 小时，另把艾叶搓成艾条点燃灸患处，每日 3 次，每处每次灸 10 分钟。待患处好转后，杀鸡去毛，去内脏，放入溪黄草，文火炖熟，弃药渣，吃肉饮汤。每日 3 次，1 只鸡吃 1 天。

中药灌肠治疗慢性结肠炎

黄丽雅

十月的一天，是老刘 50 岁生日，我应邀参加了他的生日晚宴。席间，大家觥筹交错，欢声笑语，然而老刘却两次神色尴尬地匆匆离席，到最后竟提前离场，弄得大家莫名其妙。我心里也不禁嘀咕，往日知书达礼、谈锋甚健的老刘今日怎么了？

第二天，老刘来到诊室告诉我，他患有慢性非特异性溃疡性结肠炎，昨夜突然发作，今天请我给予治疗。我听后恍然大悟，原来他昨晚在宴席吃了油腻之物，导致慢性结肠炎急性发作，不得已才有失礼之举。

慢性结肠炎是一种原因不明的结肠慢性炎症性疾病。现代医学认为，此病的发生可能与免疫、遗传、感染、饮食、精神等因素有关。病人主要表现为腹痛、腹泻，黏液血便或脓血便，伴有里急后重感；病程缓慢，常反复发作。治疗慢性结肠炎目前尚无特效药物，并且容易复发。

近年来，我们发挥传统医学特色，采用中药保留灌肠法治疗本病，取得了可喜效果。我们把慢性结肠炎分为急性发作期和慢性缓解期。急性发作期病人表现为以腹痛、脓血便、里急后重、发热等症为主，腹痛为左下腹隐痛，大便秽臭，小便短赤，时有恶心呕吐，舌质红，苔薄黄腻，脉滑数。慢性缓解期病人表现为腹部胀痛，大便溏薄有黏液，时夹便血，形体消瘦，吃饭不香，口淡不渴，舌质红，苔薄白微腻，脉弦细。

在治疗时，我们给急性发作期病人用Ⅰ号灌肠方，给慢性缓解期病人用Ⅱ号灌肠方。Ⅰ号灌肠方：黄柏 15 克，白头翁、地榆炭各

30 克，白及粉 3 克（冲）。Ⅱ号灌肠方：潞党参 30 克，生地、五倍子、淡吴茱萸各 15 克，加水煎至 100 毫升。

在灌肠前，病人先排空大小便。灌肠时，病人取侧卧位，臀部略垫高。操作者将消毒过的 18 号导尿管用石蜡油润滑后，徐徐插入病人肛门，随后把装有药液的 50 毫升针筒接在导尿管上，边推进导管边注入药液。若遇到阻力，稍后退，换方向再进入，切忌强行推入而引起损伤。插入深度约 10 厘米，病变部位高者，可相应深些。药液温度为 37 ℃～38 ℃，灌肠速度为每分钟 5～10 毫升，一次灌肠以 50 毫升为宜。灌肠完毕，病人应静卧 30 分钟。

采用中药保留灌肠的方法，肠道吸收快，药物能高浓度作用于病灶，有利于祛邪和组织修复。经肠道给药，还可保持药物性能，避免口服时产生胃部不适和汤剂苦涩难咽感。这种给药方法安全可靠，简便易行，适用范围广，病人无痛苦，容易接受。

老刘就是典型的慢性结肠炎患者。连续灌肠 15 天后，每日大便 1～2 次，大便成形，便血和黏液消失。一个月后做纤维结肠镜检查未见异常。他高兴地对我说："我早该来这儿治疗！"

大黄芒硝治脉管炎

晓 光

1970 年 5 月 20 日下午 5 时左右，单位附近农村的一青年男子，带其妻赵氏到我住处求诊。言其妻患脉管炎一年多，现在疼痛加重。并言曾到两家大医院就诊无效，服过不少中草药，涂过不少膏药都不见效。症见双足自踝以下红肿，足底微红，脚前掌发紫，尤以两大足趾为甚，紫黑发亮，欲有溃破之势。触其患部有灼热感，足背动脉微数极弱，脉微弦，舌微红，苔薄白。此乃气血凝滞，阴血不足，燥邪湿热之毒浸于肌肤，滞瘀血管，管腔阻塞，血流不畅，发炎肿胀之热型脉管炎。治法当补气养阴，活血祛瘀，通经活络，清热祛燥。嘱其服数剂中药治疗，可患者言，中草药服怕了，求用药外敷，笔者可以一试。

当即思之，应以大黄清热行血，辅以芒硝泻热散滞润燥，佐以鸡蛋清调药而凉血。因其行走微艰，留于舍下住治。当晚 8 时，我用生大黄粉 100 克，极细芒硝 100 克，将两药以蛋清调适后予敷之。次日早晨，患者及其夫起床后喜告知："病好了，不肿不痛了！"我即前往探视，见患者双足肿胀已消，肤色变回原肤色，唯两大足趾稍微红。即再涂少量药于足趾部，第三日病愈而返，至今 30 多年未复发。若患者有此症，可用以上两味药试之，涂药后不必包扎。

白毛兔皮治妇女血崩

易飞驹

1967 年我妻流产后，子宫一直异常出血，淋漓不断，面色苍白，全身酸痛乏力。经 3 个医院 9 个多月的中西药治疗，均无效果。医师建议行子宫切除术，我妻不同意施行手术，正在愁眉不展之际，一位老奶奶向我妻推荐以下偏方：

取全白毛干兔子皮 1 张（大的 1 张，小的为 1 张半或 2 张），将皮毛洗净，煎成小块，浸泡 1 小时后捞起放入沙罐，加水 1000 毫升，武火烧开，再文火煎煮 2 小时左右，将煮液倒入瓷瓦容器内，再在原沙罐内加水 800 毫升，煎煮约 3 小时，将煮液与原煮液混合一起当茶喝。不放糖、盐，1 天喝完。我妻服用 3 天后，奇迹出现了，流血基本停止，连服 7 天痊愈。后来，我好友梁某某的女同事患功能性子宫出血 20 多年，服用此方后也痊愈。如有此病症的患者不妨一试。

慢性荨麻疹方临床观察

梁文庆

《民族医药报》1998 年 2 月 15 日 3 版刊登了《慢性荨麻疹方》一文，我对此进行了临床对比验证，现报告如下。

资料：本文 115 例慢性荨麻疹病例中，《民族医药报》方组（治疗组）60 例，男 39 例，女 21 例，年龄 12～87 岁，平均 23.5 岁；对照组 55 例，男 29 例，女 26 例，年龄 10～76 岁，平均 24 岁。两组病程为 3 个月至 13 年，均在别的医院用过抗过敏药（中药、钙剂、激素等）治疗后而来我院就医。

治疗方法：治疗组用《民族医药报》3 版方，即当归、白芍、桂枝、防风、蕲蛇各 10 克，细辛、木通、炙甘草、麻黄各 6 克，白蒺藜 15 克，大枣 7 枚。渴喜凉冷、脉滑数者，加生石膏 30 克、知母 10 克；瘙痒剧烈者，加全蝎 6 克、海桐皮 15 克；大便干燥者，加生大黄 6 克（后下）。每日 1 剂，水煎分 2 次服。对照组用非那根 25～50 毫克，肌注，每日 2 次，强的松 10 毫克，扑尔敏 4 毫克，每日 3 次，10% 葡萄糖 100 毫升加地塞米松 10～20 毫克加 10% 葡萄糖酸钙 10～20 毫升，静滴，每日 1 次。两组均用 10 天，为 1 个疗程。

治疗标准：风团瘙痒完全消失，停药 2 个月未见复发者为治愈；风团瘙痒消失，2 个月后仍复发者为显效；症状无改善或改用其他药物者为无效。

结果：治疗组 60 例病例中，治愈 58 例（96.67%），显效 2 例（3.33%），总有效率为 100%；对照组 55 例病例中，治愈 28 例

（50.91%），显效 23 例（41.82%），总有效率为 92.73%。两组治愈率比较，经统计学处理差异显著（$P < 0.05$）。

副作用：治疗组在治疗中未发现不良反应；对照组在治疗中发现 31 例头晕，1 例转氨酶升高（停药后 17 天正常）。

荨麻疹为西医病名，我国医学称瘖瘤、隐疹范畴，人们俗称风疹块、风团等。大多数学者认为与致敏因子引起机体发生变态反应有关〔虾、鱼、牛奶、药物（青霉素、先锋霉素类、安乃近、痢特灵等）〕，细菌、寄生虫感染诱发，导致皮肤的组织细胞释放组胺使血管扩张，管壁的渗透性增高，形成局限性水肿（即风团）。目前治疗荨麻疹的药物种类繁多，均有一定疗效，但副作用大，治疗效果均不理想。笔者应用《民族医药报》方治疗 60 例，治愈率为96.67%，一个疗程治愈率为 31.6%，两个疗程治愈率为 65%，明显优于对照组。结论：《民族医药报》方治疗慢性荨麻疹安全、高效，作用迅速，而且价廉易得，使用方便，患者乐于接受，为治疗顽固性难治性慢性荨麻疹开辟了一条新的治疗途径。

枳术丸治疗胃脘痛

国 华

二十年前，一患者来诊，他拿出一张处方对我说，此方他用了许多次，每次用之，皆不出三日而胃脘胀痛止。观其方，乃知为东垣《内外伤辨惑论》引张洁古方枳术丸，此方原为脾胃运化乏力，伤食不消，腹胀痞满而设，所以然者，以此方能消胀健脾也。

为了验证上方治疗虚实兼杂、以实为主引起的胃脘胀痛，笔者特将此方灵活化裁，用于临床，并取得了良好的效果。归纳之，其用方经验：取枳实 5 份，土炒白术 3 份，烘干，研为细末，每次服 6

克，每日服 3 次。此乃基础方。腹胀重者，枳实加至 6 份；热偏重者，土炒白术改为生白术，并加黄连 1 份；有寒者，加肉桂或高良姜 1 份；痛甚者，加醋制元胡 1 份；胃脘发热或反酸者，加乌贼骨 1 份；脾胃虚弱偏重者，枳实用 3 份，土炒白术用 5 份。

病案举例：徐某某，男，46 岁，1997 年 5 月 12 日就诊。述胃脘胀痛已一年余。饭后 1 小时左右发生胀痛，按之稍加，嗳气反酸，西医诊断为胃溃疡。予上方加乌贼骨 1 份，作散，每次服 6 克，每日服 3 次，温开水送服。半个月后来诊，述胀痛除，诸证悉除，遂令守方再服 1 个月而愈，随访 2 年，未复发。

明代医家张景岳说："胃脘痛证，多有因食、因寒、因气不顺者，然因食、因寒亦无不皆关于气，盖食停则气滞，寒留则气凝，所以治痛之要，但察其果属实邪，皆当以理气为主……"这说明胃痛必有气滞，胃气以降为顺，气不和则滞，滞则为病，上方枳实重用，取行气消胀、通气止痛，加白术者，取健强脾胃也，因为脾虚不重，故白术用量轻于枳实。

妇女结扎后患宫外孕

尤志军

最近在妇科门诊遇到一位女性患者，33 岁，已婚，输卵管结扎已有 6 年了，因右下腹疼痛，来我院外科门诊检查，初步诊断为阑尾炎，门诊观察治疗了 3 天，突然剧烈腹痛，面色苍白，昏倒后急送妇科门诊，经诊断为宫外孕，故立即进行手术。术后见腹腔内出血 1500 毫升，确诊为右输卵管妊娠破裂，经医务人员全力抢救才挽回了生命。宫外孕是育龄妇女的常见急腹症，临床上该病误诊、漏诊的原因如下：

（1）输卵管结扎后或带环者，因病史限制了医生的诊断思维。近年来随着输卵管结扎和节育环的广泛应用，宫外孕的发生有增加的趋势。据报道，在宫外孕中，约48％发生于输卵管结扎后及安置宫内节育器者，带环所致宫外孕多因环位异常、脱落，亦有环位正常者，输卵管结扎术后所致宫外孕，多因输卵管愈合再通者。

（2）宫外孕的早期症状与阑尾炎相似，尤其是右侧宫外孕，月经不调或无停经史者，人们的注意力往往集中在阑尾炎上，特别是原来患有慢性阑尾炎者，其误诊、漏诊率更高。鉴于上述情况，对于生育年龄女性，尤其是有停经史或上次周期月经量少于正常者，无论是带环或曾做结扎术，或未婚而有性生活史的女性，出现下列情况应想到可能是宫外孕。

①下腹部突然的撕裂样疼痛，且阵发性加剧，同时伴恶心、呕吐、肛门隐痛，且有排便感或少许阴道流血，严重者出现头晕、眼花、全身出汗、四肢凉、血压下降，脉细快者。

②腹部检查，全下腹有压痛，肌肉紧张，反跳痛或移动性浊音者，妇科检查可有后穹窿饱满，宫颈剧痛。

③化验检查出现贫血象，白细胞不高或略高，尿HCG阳性。

④B超检查报告子宫内无妊囊、子宫直肠凹陷处有暗区。

出现上述症状及体征者，应到医院妇科检查，若后穹隆穿刺而不凝血，其诊断便可成立。

糖尿病症状消失可能是危象

袁俊荣

我侄女是纺织女工，因患I型糖尿病在家休息治疗。前不久来看我，她说近两个月多饮、多尿、多食的症状消失了，检查几次血糖和尿糖均不高，准备上班了。我听后思索了一下，对她说："糖尿病症状突然消失，并非就是好事，最好到医院做进一步检查。"结果不幸被我言中，她患了脑垂体瘤。

人体的脑垂体前叶分泌促肾上腺皮质激素、促甲状腺激素和生长激素，这些激素作用于肾上腺和甲状腺，使人体内肾上腺皮质激素与甲状腺激素分泌增多，直接促使血糖升高，生长激素还通过抑制葡萄糖激酶而产生抗胰岛素作用，使血糖增高。当垂体发生肿瘤时，前叶组织受到破坏，有关功能下降，引起生长激素、肾上腺皮质激素及甲状腺素的分泌减少，血糖值随之下降。此时，糖尿病患者的症状可自动减轻甚至消失，故有学者称之为"糖尿病消失综合征"或"垂体功能减退性糖尿病"。

糖尿病病人除垂体肿瘤外，垂体的炎症及患者分娩时大出血，都可以引起垂体机能不全而发生此综合征。本症患者对胰岛素比较敏感，容易产生血糖下降且不稳定，甚至有严重的低血糖表现，还可以发生畏寒怕冷、毛发干枯、脱落、食欲不振、性欲减退、月经不调甚至闭经、血压偏低等肾上腺皮质机能、甲状腺机能与性腺机能减退等一系列症状。临床上，除对垂体肿瘤进行积极治疗外，可给患者适当服用一些强的松、甲状腺素及性激素，应尽量避免使用胰岛素。如出现低血糖或肾上腺皮质机能减退危象时，在输入葡萄糖的同时，应使用强的松并补充钠盐。

盲目求医代价重

占保平

"让肝病患者告别绝望之路"、"肝病患者的福音"、"转阴灵，一服就灵"……这些神乎其神的乙肝药品广告给一些人带来了"邪财"，同时也使患者付出了沉重的代价。这不是福音是凶音，患者不但失去了钱财，而且还延误了病情，甚至人财两空。

一名中年男子，身体一直很好，无任何不适，也无明显的症状，只是一个乙肝病毒携带者，他看了一个乙肝广告后就诊了半年多，花掉了上万元人民币，结果表面抗原不但没有转阴，反而变成了"小三阳"。另一位乙肝病毒指标"大三阳"患者，转氨酶较高，花了近两万元服用乙肝药物一年多，经肝功能检查发现，转氨酶不但没有下降，反而升高了，经 B 超检查发现，已经发展成肝硬化。临床上像这类情况不胜枚举。

我临床行医二十多年，以一名副主任医师的职责和良知，奉劝和提醒广大患者，对待乙肝首先要有一个正确的认识，对乙肝咨询、寻医问药非常必要，以求得心理健康。若查出是乙肝病毒携带者，但肝功能长期正常，且没有任何不适与症状，就不要用药物治疗，否则不但无益反而会加重肝脏负担，招致疾病，引起诸多药物性肝损害，只需定期检查肝功能及病毒学指标，动态观察其变化情况，加强心理调控，保持良好心态，戒烟戒酒，注重营养平稳即可。若乙肝病毒指标阳性且有明显的症状，则应及时到正规的医院专科治疗，切不可轻信广告，病急乱投医。

闲话"药引子"

利 华

我在临诊中，每每开完处方后常有病人询问，需不需要采集或配制什么"药引子"加入药方中？当我回答不必要时，很多人不理解，甚至怀疑不用"药引子"的方子能否奏效。

听说过民间流传的"梁山伯与祝英台"的故事吗？梁山伯害相

思病，病情严重，无药可救，太医给他开的处方中，所用的药引子是："千年墙头草，万年瓦上霜，苍蝇肠子十八丈，蚊子眼眶眶，半虚空中老鸦屁。"这些分明是找不到的东西，用药如用兵，怎可当儿戏？对于危重病人应积极抢救，并把病情向病人家属交代清楚，这种药引子不足取。鲁迅先生对此早就作过批判，举了类似的例子，说一太医用的药引子是原配蟋蟀一对，病人家属去田地里找一对蟋蟀都不容易，又怎能知道哪一对是原配的蟋蟀呢？结果蟋蟀没找到，病人已一命呜呼了！那什么是"药引子"呢？"药引子"是指某些药物能引导其他药物的药力到达病变部位或某一经脉，起"向导"的作用。在一张处方中，需不需要"药引子"，应由医生根据病情而定，一般也不需要病人家属去配制，如该医院无此药，可到其他医院或药店去配，至于某些医生故弄玄虚，或出于别的图谋所用的"药引子"，则是医德规范所不容许的。

皮肤瘙痒需防癌作祟

孟 磊

癌肿引起的瘙痒，可以在癌肿发现前好几个月，甚至好几年前就出现。在癌肿接受治疗以后，瘙痒会消失。假如癌肿又有了复发或转移，瘙痒可能会再度发作。

前不久，我碰到一位男性病人，六十几岁，两年前开始出现身上发痒，而且晚上痒得特别厉害。痒的时间比较长，大约有二三个月，到医院就诊，此时正好是冬季，医生说可能是冬季皮炎，拿了些药在皮肤上擦擦，又内服了些药，瘙痒便好一些。但不擦药后，瘙痒便又出现了。再去看医生，也查不出什么原因。有人说，可能是因年纪大了，皮肤干糙，导致老年性皮炎。也有人认为是螨虫在作怪。但他做了一个螨的皮试，又是显阴性。这样，断断续续，擦药吃药，又过了两年，皮肤上已经布满了疤痕。直到有一天，粪便突然出现发黑，大便潜血阳性，经进一步检查证实胃内有个癌肿，原来是胃癌引起的出血。于是，住院，切除癌肿。这样一来，那位患者倒觉得皮肤不痒了。两年多的瘙痒病也因此治好了。

这种瘙痒，是由胃癌引起的。它先于胃癌的症状而出现。从肿瘤与瘙痒的关系上来讲，胃癌出现瘙痒的机会不太多。癌肿中最容易出现瘙痒的是淋巴瘤和白血病。据报道，约有30％的患者，起病时就有瘙痒。除淋巴瘤和白血病较常见外，其他不少癌肿，如胃癌、食管癌、肺癌、卵巢癌、前列腺癌等，都会出现瘙痒，但比较少见。肝癌、胰腺癌、胆囊癌等也常有瘙痒，但一般都同时出现黄疸，那种瘙痒是由黄疸引起的。

因此，患了久治不愈的瘙痒，要进一步查明原因，以防是癌肿引发的。

吃马蹄治便秘

张菊生

自从进入知天命之年，我就有便秘的不好习惯。每逢便秘时，蹲在厕所里的时间长则2～3个小时，短则个把小时。更难办的，有时三四天才拉大便一次，拉时又拉不出来，要用手指把它抠出来。这种不好的习惯，不仅弄得我非常痛苦，而且还经常引起腹胀、腹痛、食欲不振、睡眠不安，出现痔疮、便血、肛裂等症状。

为了治好这种病，我找了很多大夫诊治，吃了很多药，可就是没有一点效果。去年一月初，我外出到农贸市场买菜，看到一位70多岁的大爷买了很多马蹄。我问他买这么多马蹄干什么。大爷耐心地告诉我，他两年前得了便秘，靠吃马蹄才真正解决问题。我听后，喜出望外，马上请教他方法如何。他告诉我，如果是三至四天拉一次大便，每天就把马蹄洗干净，掐头去尾，中间不削皮，吃 50～60 个。如果解大便是两天一次的话，就每天改吃 40 个。如果每次大便干结，经常拉不出的话，每天就坚持吃 20～30 个。吃了马蹄后，很快会使大便正常，但不能停止，必须坚持天天吃。所以说，马蹄是治便秘的灵丹妙药。

听了大爷的话，我当即买了 20 斤马蹄回家。按照大爷指点的方法，我天天吃起了马蹄。一周之后，就产生了效果。大便没有以前那么干结，便秘的最长时间也在两天左右，没有超过三天。于是，我坚持不懈，吃完了马蹄就马上到农贸市场去买，从不间断。两年之后，我便秘的症状就完全消失了。现在大便也不干结，基本上是每天一次，从来没有超过两天的。有时遇到出差，没有条件吃马蹄，大便就会出现干结或解得很困难。于是，我就注意在出差时，也不忘带上几斤马蹄吃，始终保持大便通畅。由于大便正常，过去因便秘引起的腹胀、腹痛、食欲不振、睡眠不安、痔疮、便血、肛裂等症状也随之消失了。

心理作用影响药效

丁金木

吴大伯是位"老慢支"，身边离不开药物。前不久，他儿子在药店给他买了几样药，吃了一点也不见效果。他怀疑儿子图便宜买的是廉价药，不对症，便拿着药到医院来问个究竟。

我耐心地询问了吴大伯的病情，又仔细地给他做了体检，然后给他开了几种药，详细地告诉他每种药的服法、注意事项，说得吴大伯心服口服，眉开眼笑。回去服了药，效果很好，他来复诊时一再夸赞我，说我的医术高，开的药好，也对症。

其实，我给吴大伯开的药并不是什么"贵药"，和他儿子给他买的药大同小异，属于同一类型，所含药物成分基本相同，只不过我揣摩透了他的心理，让他服药时有了一种好心情，对医生产生了信任感，这种心理效应增加了药物的治疗效果。

药物的心理效应比较常见，不少人认为进口药比国产药好，新药比老药好，贵药比廉价药好，老医生开的药的药效优于年轻医生开的同种药。有的人吃药看产地、牌子、包装，有的人对药物的副作用心存疑虑，吃药时心情不好，使药物失效。心理作用对药效的影响，在高血压、神经衰弱、溃疡、疼痛、哮喘和一些心理因素致病比较明显的慢性病治疗中尤为显著。在有些情况下，心理作用甚至可以代替药物而产生治疗作用。据报道，心绞痛患者如果对医生信任度高，以"安慰剂"代替抗心绞痛药物来治疗，80％以上的患者可起到同样的效果；癌症患者使用"安慰剂"止痛，77％的患者止痛效果可持续4小时以上。

患者心理为什么会影响药效呢？这是因为心理作用可使机体的机能状态发生变化，进而影响机体对药物的反应。就拿"安慰剂"止痛来说，大脑含有一种高度专门化的细胞，它们只对特定的物质发生反应，具有止痛作用的阿片分子作为特种物质作用于这些细胞时，细胞便活动并发挥作用，阻止神经冲动的传递，因而使病人的痛苦得以减轻。研究发现，人类大脑能产生类似阿片样的物质——脑啡呔，患者感受心理暗示后，能刺激大脑产生并释放这种物质。看来，心理因素又反过来影响生理因素，在生理上发挥治疗作用。

因此，良言胜过良药，医生良好的语言是一种良好的暗示作用，也是一种独特的治疗方法，可与药物相得益彰。总之，要想让药效发挥最大作用，起到事半功倍的效果，让患者吃药时有个好心情至关重要。

疥疮治验心得

王 勇

曾有一位 20 岁出头的张姓教师到我处求治，他身上奇痒，已经发病近两年了，经多名医生诊治但都效果不佳，有的医生诊断是疥疮病，开了硫黄软膏等药物外搽，但收效不佳。

经检查，张老师的手指缝、小腹部、腹股沟、阴部等处有搔抓的痕迹，以及粟米大小的丘疱疹，有的地方出现表皮脱落和血痂，还有多处黄豆大小的淡红色结节，个别地方呈皮肤湿疹样变而流脓，并伴有阵发性剧烈瘙痒，夜间尤甚。

我诊断是疥疮，就开了一则处方：生硫黄、生石膏各 100 克，共研粉，调生茶油搽患处。方中生硫黄软化表皮、杀虫止痒，生石膏清热解毒、镇静、解痉，生茶油清热化湿、杀虫解毒、疗除疮疥。另外，嘱其将穿过的衣服及盖过的被褥等物予开水烫或曝晒。张老师遵从建议，用上药外搽，三天后，他说身上的瘙痒已止，血痂及脓疱已近愈合。

为什么张老师的疥疮症会反复发作？经调查得知，他所教的班级里还有 20 多名寄宿学生也患有疥疮，很多同学的病症也缠绵难愈。这是由于同学们在集体生活时，没有做好对疥疮的防范，在收集、批改和下发作业本时有可能让疥疮在师生之间交叉传染。于是，我用前法为同学们同时治疗，一个星期后，同学们的疥疮病症尽失。

大剂量的生硫黄在药性上比硫黄软膏更具有药力，这是治疗此症收效甚捷的主要原因。后来，每遇疥疮，均建议患者用此法。硫黄，味酸、性热，有低毒，归肾、脾经，外用治疗癣、湿疹、癞疮等症。

扁豆陈皮祛口苦

陈广智

我患慢性胃炎已有两年多，经中西医治疗基本治愈。近两个月口中苦涩、味渐重，清晨起床后尤其明显。看中医说是湿热太重，推荐了一食疗方：扁豆 25 克，大枣 20 克，陈皮 5 克，白芍 5 克。陈皮和扁豆都有除湿的作用，而且陈皮还可以理气，扁豆可以清热，至于大枣的好处就更多了，秋天也是大枣成熟的季节，经常吃一些大枣可以补血补气。

该方的做法：将扁豆、大枣洗净，与白芍、陈皮同放入砂锅中，加水 1000 毫升，用文火煎煮至 500 毫升，稍冷后服用。在此期间，在饮食方面，我不吃辛辣食物，调节好自己的情绪。连服 10 天后，口中苦涩味渐去。

漫话"以毒攻毒"

陈国华

提起"以毒攻毒"，有以下几个病案，我至今还记忆犹新。

其一是一位刚确诊的肝癌患者，当他知道得了绝症后，便在家中捉蟑螂并活吃，问他为何要这样做，回答说"以毒攻毒"。其二是李某，患咽喉炎 3 个月，治之未效，遂将六神丸 200 丸一次服下而中毒死亡。其三是一位右大腿内侧发生肿痛的患者，久治不效，其妻劝他去医院检查，他不去，因为听旁人说，医院有的医生喜欢"以毒攻毒"，用此法者，必九死一生。

上述事例，给"以毒攻毒"所带来的负面影响很大，它误解了功效卓著的"以毒攻毒"。

"以毒攻毒"是指用具有毒性的药物来治疗因毒邪引起的疾病。虽然所治范围有限，但是它具有很强的功效。因为这种治法来自民间，并在民间广为流传，其中有不少"以毒攻毒"的验方，经过了无数次反复实践，反复去粗取精、去伪存真，因而疗效是确切的。如苍耳子油治慢性鼻炎，鸦胆子加乌梅制成丸剂治热毒痢等，这些行之有效的方剂，数以千计，它们是祖国医学宝库中一束开不败的奇丽之花。

问题的关键是使用"以毒攻毒"，必须讲究辨病和辨证论治。如病证认不准，或认准了，又不属于毒邪引起的病证，或已确诊为毒邪所致之病症，但所选之方又不合适，或毒盛而正气不虚，虽可"以毒攻毒"，但用药剂量没有控制等，违背了辨病和辨证论治，后果不堪设想。

古时流传下来的一些"以毒攻毒"方，如端午节吃雄黄酒，外擦雄黄，至今仍沿袭而行，未见其衰。据说是为了祛邪辟秽，解毒杀虫。这样做很危险，因为雄黄中含有有毒的三硫化二砷，多服或大面积外擦，均易中毒，甚至会造成终身遗憾。

有报道说，一些地区流传着吃鱼胆解肝胆毒的习俗，这是非常危险的。因为鱼胆的治疗量和中毒量极难把握，所以易于中毒。中毒轻者，出现吐泻，肝痛黄疸；重者，更见心悸气急，尿少水肿，抽搐昏迷，甚至死亡。因为鱼胆中含有一种特异性胆汁醇，它能刺激肠胃，损害心、肝、肾、脑。

总之，"以毒攻毒"必须在辨证论治的基础上使用，谨慎小心，切莫盲目滥用。发生中毒，应尽快送医院救治。

浅谈鱼腥草的药用价值

徐可涛

鱼腥草是民间常用的草药，人们在生产生活中用此药冲沸水当茶喝，对防治痧症有显著疗效，还可清凉解毒、利尿消炎。现代已开发成鱼腥草注射液、鱼腥草片，在临床上用于治疗肺炎、鼻炎、咽喉炎等，都取得显著疗效。

我常用此药治疗慢性鼻炎、肺脓疡等疾病，疗效显著。

一位 78 岁的男性患者，经常鼻腔阻塞，时有脓涕流出，经服鱼腥草 30 克，赤芍、辛夷花、桑白皮、地丁草、地肤子各 10 克，黄芩、甘草各 6 克，每天 2 次，连用 10 天后痊愈，三年未见复发。

55 岁的男性患者陈某，由外感风热，发展到肺炎、肺脓肿。经用鱼腥草 300 克，加水浓煎，当茶饮；又用鱼腥草 30 克，连翘、桑白皮、金银花各 12 克，大力子、桔梗、竹叶各 10 克，荆芥 8 克，甘草 6 克，加水适量炖 2 次，上午、下午各服一半，连服一周，诸症消失。

因此，民间常用鱼腥草 10～15 克洗净，冲沸水一大杯（壶），当茶喝，特别是上山或下工地，常泡一茶桶，作为饮料，既解渴又解暑，消热解毒，无毒副作用，是日常生活中的好饮料。

中西医治病谁更快

——从一则感冒高热医案谈起

蒙椿生

患者潘某是一同事亲属，1999 年 7 月突然高烧，诊西医，青霉素针、环丙沙星针、病毒唑针共吊了 6 天，各种消炎药日日服，退烧针天天打，打针时汗出烧退，过后又发烧，日夜不退，体温一直维持在 39～40 ℃。高烧持续 10 天不退，整个人都脱形了。正值大暑天，晚上都要盖棉被。无奈只好找我治疗。经诊断，发现患者舌体偏大淡红，苔白腻浮松，诊其脉稍浮，左濡右偏弦滑，此乃外感风寒郁表内挟暑湿，开中药一剂，方拟《温病条辨》的三仁汤加减：蔻仁 4 克，薏苡仁 15 克，杏仁、苍术、茯苓、滑石、青蒿、栀子、淡豆豉、香薷、荆芥各 10 克，停用一切西药。当晚烧退至 38 ℃以下，人舒服多了，已不用盖棉被。复诊时如换了一个人似的，再服一剂，西医吊针 10 天不退的高烧就这样轻轻松松地治好了。

潘某高烧 10 天，西医治疗 10 天，仍无疗效，而改诊中医，一剂显效，两剂烧退得愈，你说谁治得好、治得快？其实这种发烧从中医角度来看，主要问题不是发炎，用消炎药无异于隔靴搔痒，故吊针多天不能取效。退烧西药只能起一时之效，治标不治本，不能根本解决问题，多打吊针徒有伤身而已。患者当时见我只开一剂药，诧异地问："才一剂？"我答："你发高烧服中药如果一剂不退，你还会继续服第二剂吗？"事实上绝大多数人发烧服中药，往往一剂药没服完烧未退就不再继续服了。上午诊中医，下午改诊西医，是很常见的。现在治发烧，西医一种药可以开两三天，不行可以再换，不愁病人不复诊，因为病人始终认为治发烧吊针是最好最快的。但中医不同，一剂中药不见效，很少有人再继服第二剂，更不用说复诊了。在我们基层中医治发烧甚至其他病症，可以说几乎是不能改方换药的，只有一次机会，如不好，病者立即放弃治疗，甚至以后一辈子再也不找你。这种"待遇"我"享受"过多次了。人们对中医如此苛刻，说穿了就是对中医没信心，心中早已认定中医退烧慢，甚至不能治发烧。因此治发烧首选中医是很少见的，大多是诊西医吊针久久不退，或是出于某种原因迫于无奈，才半信半疑试一下中医。潘某就是抱着这样的心态就诊。假如不是一剂见效，翌日肯定又复诊西医，从此不再找我。这就是现代中医面临的困境。

雄黄粉拔罐治疗带状疱疹

何 林

今年 4 月，我的右大腿和腰部患有带状疱疹，病情比较严重，经过多方面治疗病情还是没有好转。有位老中医告诉我一个偏方，用雄黄粉泡高度白酒，再用医用棉签蘸药酒涂抹患处，待酒干后拔罐，每天治疗 1～3 次，严重者则可适当增加几次。经过一个月的治疗，我的带状疱疹终于痊愈了。有同样病症的朋友不妨一试。

退热的"土青霉素"——鸡蛋清

梁庆森

一天，我去农村亲戚家，见一民间老中医用鸡蛋清涂擦体表，使一体温高达 40℃的患儿迅速降低了体温。这位老中医是亲戚的朋友，在亲戚和我的请教下，老中医详细介绍了用鸡蛋清给患者降低

我
的
疗
疾
手
记

体温的具体做法：根据用量的需要，取新鲜鸡蛋1～2只（限用鸡蛋，其他鸭、鹅等禽类的蛋无效果）打个小洞使蛋清流入事先准备好的干净小碗里，准备拇指粗的人头发一把，让患者端坐或侧卧于避风保暖的地方，用人发蘸取蛋清反复涂擦患者足底、手心、肚脐周围及胸部、背部，以保持体表蛋清不凝固为好。涂擦完毕，可用干净布或纸巾将蛋清抹去。

蛋清涂擦体表，能使发热病人的体温在15分钟左右降至正常。后来，我和几位医生参照老中医的做法，给十多位高热患者进行了治疗，均取得满意的效果。

此外，用鸡蛋清和银器给孩子除风热也是一法。小时候，我家附近的几户兄弟家中，不管谁家小孩发高烧，都到梁二伯处借1枚银元回来，把1只鲜鸡蛋带壳煮熟后，剥掉蛋壳，只要蛋清不要蛋黄，然后将银元（无银元可用其他银器）放入蛋清腹内，外面用一小块薄毛巾包住，趁热在患儿的全身反复碾动十多分钟，就能使小孩热退而病愈，最后把已呈蓝色的银元用火灰水擦拭干净。

从一则民间验方说起

林　中

我的病人都知道，我对民间单方、验方，向来不轻视，所以常有人会把好方子传给我。十年前的春天，有一位患者因其家属足后跟生骨刺行步艰难，欲求一方调治。我对她说，治这病经验不多，方子可以开一张，但不一定有效。这话却引起旁边一位候诊者的注意并插话说，他曾经抄到一张专治骨刺的民间验方，经多人试用疗效很好，可推荐给我试用。

后来他果然把这验方抄来了。我一看，这不就是我专为某单位

56

老干部开的泡酒方吗？这个老干部姓周，是六十几岁的妇女，曾因双足后跟疼痛不能行走，在家卧床休息好几个月，经某市医院 X 线摄片检查，确诊为跟骨骨刺，外科治疗无效，我曾经给她开过一个中药浸酒方。但此方效果怎么样，后来又怎么成了民间验方，我就不清楚了。

大约过了几个月，恰巧周阿姨因病来找我诊治，我顺便询问她骨刺病的服药情况，才知道她在三年前，也就是当年的夏天就开始饮用我给开拟的药酒。她说："饮到这年秋后，第三料还没饮完，脚痛就全好了，走远路也不疼了，直到现在没有再犯过，当时剩下的一瓶酒还在呢。"我好奇地问她："这药方又是怎么流传出去的？"她说："我好了以后，听说别人有同样的病，就让他照方治疗，慢慢传开了，连外县都有人找我要方子，都说吃了有效。传得远了，谁也不知道是你开的药方，就都说是民间验方了。""原来是这样。"我心里想，民间验方原来还有这么个来路。

几天后，她受我委托，将三年前我开的原处方带来了。果然，同所传验方完全一样，其内容：川牛膝、炒杜仲、当归尾、醋延胡索、威灵仙、玄参各 30 克，炮山甲 15 克。共研细末，纱布包好，用高度米酒 2000 毫升，浸泡 1 周（冬季浸泡 2 周），过滤后贮瓶饮用，每次 1 小盅，每日服 2 次。

这年夏天以后，我又用上述浸酒方去炮山甲，加木瓜 15 克，鸡血藤、补骨脂、骨碎补各 30 克，治跟骨骨刺，连用几例，疗效都好，实有消瘀通络、滋肾降火、软坚散结、使人健步的效能，所以我将改方后制成的药酒，叫做健步酒。后来我遇到腰椎肥大增生的患者，也活用此方，将川牛膝改用怀牛膝，当归尾改用全当归，加鹿角 6 克，白芍 60 克。若是颈椎病，则去牛膝、杜仲，改为葛根 30 克，羌活 12 克，浸酒服法如前，疗效也好。

米醋治疗头癣有奇效

肖德荣

我患头癣多年，经多家医院诊治，也试过不少偏方，其结果都不尽人意。无奈之下，我用家里的米醋试抹在患处，看是否有效，数天后，奇迹出现了，困扰我多年的头癣消失了。我的头皮恢复了正常，再也不用忍受痛痒之苦。

具体方法：适量米醋（9度），倒入容器内，用镊子夹住药棉球沾上米醋，然后用力向患处涂抹多次，每日涂抹4～5次，隔1日洗1次头，洗后再涂抹，5～7日可见显效。

治胆结石及胆囊炎民间方

黄金朋

取新鲜路兜簕（因其叶如锯齿，故民间又称其为簕锯根、老锯簕）的根200克，红枣40枚，猪骨头适量，以上药食材加入清水500毫升，武火煮沸后，文火再煮15分钟，去渣取液，分3次温服。每日1剂，连服2剂为1个疗程。隔1周之后，再服第二个疗程。一般2～3个疗程可见效。

此方为广西横县茶厂退休职工胡某所推介。胡某的胆石症及胆囊炎就是用此方治愈的，愈后多年未见复发。

凤尾草是个宝，对症服用显良效

蔡英范

去年7月的一天，我的老伴腹痛、泄泻，之后在一诊所治疗三天，仍未好转。为此，我查找中草药有关资料，说到凤尾草可治这种疾病，于是我在屋子旁的石头边摘到一把凤尾草，随即用这草药20克，另加鲜茶叶10克配伍，水煎分上午、下午各服1次，当天即止泄泻，连续使用2剂，诸症消失。

据中草药书籍记载，凤尾草又名井边草、三叉草，味甘、苦，性寒，功能为清热利湿、凉血止痢，可治疗菌痢、肠炎、外感发热、尿路感染、咽喉肿痛、腮腺炎、湿疹等疾病。

亲身经历告诉我，凤尾草确实是个宝，用对了见良效。

见热莫攻热，血活则热除

杨相国

星期天，温女士千里之外给我打来电话，自述她近一年来生了一种怪病。为了这种怪病，她去了多家医院诊治，服用了不少中西药物，但都没有效果。温女士对此很着急，有时哭着对家人说她得了癌症，活不多久了。在给我打电话时说着说着也哭了。我问她得的怪病都有哪些表现，她说："每到月经期间就会出现夜间发烧，体温常在38℃左右，常烧得面红目赤，周身不适，烦躁失眠。我听张大妈说很可能是癌症发烧。可是，我去医院做了相关检查，并没有发现脏器有异常。但医生给我开了一些药物进行治疗，却没有一点效果。我在走投无路之时特向你寻求帮助。"我问她现在的月经状况如何？她说："自从月经期出现夜间发热后，我原来很正常的月经也发生了变化，经行量少，色紫黑有块，小腹胀痛，经血块排出后小腹胀痛减轻，月经期间常伴口咽干燥，但却不愿多喝水。"

听了温女士的述说，我认为她的病应该是血瘀少腹所致。于是，我告诉温女士："你不必发愁和焦急。你的病是血瘀少腹所致。你记下一则药方：熟地 25 克，当归、白芍、生地、柴胡、桔梗、枳壳、牛膝各 15 克，红花、桃仁、赤芍、川芎、五灵脂、栀子、地骨皮、延胡索、牡丹皮、蒲黄（包煎）各 10 克，甘草 6 克，水煎 3 次，合并药液分 3 次服，每日 1 剂。每到月经前 3 天开始服用，连服 7 剂。"温女士服用上方 6 个月经周期后，经期夜间发热及血瘀所致的月经病症全部消失。

中医认为，血瘀所致的夜间发热、午后发热或局部发热，治疗要从活血化瘀着手，血活则热除。中医先辈强调，血瘀之发热"见热莫攻热，瘀化热自消"。

大蒜醋治好我的灰脚趾甲

余喜昌

我今年 78 岁，30 多年前患灰脚趾甲，走路时患甲处总是疼痛，每月去修脚房请人修掉灰脚趾甲，走路仍然很痛，给出行带来诸多不便。去年 10 月初，一位老友告诉我一个偏方：把大蒜捣成蒜泥和醋混合均匀，涂抹在灰脚趾上，每天换 1 次，经过一个月，终于治好我的灰脚趾甲。有此疾病的患者可一试。

失眠，试试绿茶酸枣仁

陈燕炳

近期，我夜间常常时睡时醒，睡眠不足，导致全身不适，注意力不集中。中医朋友推荐用绿茶酸枣仁。该方由绿茶 15 克，酸枣仁粉 10 克组成。酸枣仁性平，味甘、酸，具有补肝、宁心、敛汗、生津之功能。用法：每日清晨 8 时前，将绿茶 15 克用开水冲泡 2 次饮服。8 时后忌饮茶水，晚上就寝前冲服酸枣仁粉 10 克。我服用一个星期后，睡眠质量明显改善。

用本方期间须停服其他中西药物，高血压、心动过速、习惯性便秘患者及哺乳期妇女应慎用。

我用枸杞治眼病

何兆奇

我患有眼病二十多年，遇到受寒、受热、受累、熬夜或多吃了葱、姜、鱼、牛肉等食物，眼球就会充血、红肿、流泪、怕光照，别人见我都"望而生畏"。到医院治疗后无明显效果，于是自己吃点维生素 C 片，并用热手巾敷捂等方法护疗，但至少也要一周左右才能消除红肿，此状态对我的身体造成了长期冲击，实在难受。

后来，我通过查找保健药方，用枸杞 20～30 粒，煮泡牛奶，每日早晨空腹服下，经常食用枸杞蒸瘦肉、枸杞炖排骨，我发现眼球红肿消失，眼病神奇地治愈了，而且视力增强。我虽已 76 岁，但

"长竿钓鱼"和"门球远击"都能玩得很好。后来我把此方告诉了几位好友，同样也治好了他们的红肿眼病。

据现代医学分析表明，枸杞子富含蛋白质、碳水化合物、钙、磷、微量元素、维生素 C 和胡萝卜素等，这些都是人体不可缺少的重要营养成分，枸杞能改善肝脏功能，强壮肾脏而明目，调节人体免疫功能。《神农本草经》记载：枸杞子味甘、性平，归肝、肾、肺经，具有补肾生精、益血明目、乌发悦颜的功效，为滋补肝肾之佳品，久服坚筋骨、轻身不老、耐寒暑，为历代保健良药。我从史书中得知，有一智叟平生爱吃枸杞，活到了 151 岁，儿媳步迹此方也活到 126 岁，孙子都有 80～90 岁寿龄。可见枸杞是人体护眼和健身之药，枸杞无毒，也几乎无毒副作用，是中老年人护眼、长寿的灵丹上品。

亲情篇

父亲的药圃

杨忠培

在县城的三层楼的天台上，我特意设计了一个小巧的药圃，我管这药圃叫"六味苑"，不雅不俗很平常的圃名，这是我特意为父亲弄的。

父亲是个土生土长的老中医，退休后更有空闲时间去打理这些花草植物，但父亲总是说现在比不上以前的好。父亲真正的药圃是在远离县城二十多千米的乡下，是父亲用祖屋旁的闲置地圈种而成。

药圃依山傍水，四周用篱笆围着，种上山药，那绿油油的山药藤攀附着篱笆，组成一簇一簇厚厚的叶壁，阳光照射下的青藤翠蔓，发着幽幽的青光。圃中一棵棵、一行行青青嫩嫩的树亭亭而立，既有少女般的矜持，又有男子般的伟岸，有枝叶茂盛的八角树、常绿缠绕的忍冬藤、吐着阵阵芸香的佛手花，还有红色、黄色、蓝色、紫色的小花，置身其中，往往氤氲醉意在药圃荡起的涟漪般药香里。

药圃如一朵吐着五颜六色的葵花，一对宽尾凤蝶在这葵花般药圃里展翅飞舞，美丽得就像轻盈起舞的"花仙子"；一只只蜜蜂从这边飞过去，又从那边飞过来，有时逗留在花蕊上娓娓唱着、侃着，给人的心灵一份清香宁静的呼唤，给小小的药圃增添了无限的妩媚和灵性。早迎晨初露，夜浴晚霞，当缕缕霞光飞进父亲的药圃，给拿着药锄、叶剪、喷淋器的父亲染上鹤骨仙风的风采。

后来我在县城买了楼房，从此，我们告别了土生土长的乡村，生活在繁华喧嚣的都市里。妻子在夜深人静时悄悄地问我："父亲是不是患了老年痴呆症？这几天总是一个人静静地看着一棵药树发呆，还对儿子说放假了一起回家乡住上一段时间。"父亲一定是牵挂着家乡的药圃，牵挂着曾经服务过的父老乡亲。我说："明天是双休日，我们一起回家帮父亲打扫房屋，整理一下父亲的药圃吧。"第二天一大早，我们全家回到乡下，把父亲的药圃围起来，精心地植上每一株草药，因为我知道这不是普通的草药，这是父亲一生的寄托和慰藉啊！

妻子的药箱

赵雪平

妻子嫁给我时，陪嫁的有一个药箱，婚后妻子把它当作宝贝一般，小心地安放在组合家具中的一个空格里。

妻子的药箱内非常拥挤，却不杂乱。妻子把家庭常备的药品根据种类、体积分别安置在专门的地方，井井有条。

每过一两个星期，妻子总要把药箱打开看看，从中捡出一两种过期失效的药片或药水扔掉，重新买回几种药物装进药箱。

"失效的药物没有用，误用了会有副作用！"妻子一副很内行的样子，简直让人看不出她只是个邮电局的普通职工。

为了药箱，妻子还买来许多医药保健方面的书籍，只要一有空闲，她就翻开细看。虽然家里人有了伤风咳嗽不用再上医院，但我依然时常笑话妻子，说医院离家并不是太远，备个药箱实在是小题大做、杞人忧天，然而妻子每次都只是笑笑。自从有了这药箱，左邻右舍家中有老人或孩子去医院打针服药不方便，就时常登门，甚至有了小病小痛也光顾我家问症抓药。

妻子嫁到我家不过三四年光景，她那药箱的名气已传遍了整条街。东面街在税务所工作的老王见到我总要说："你妻子的药箱可真不赖，上次我晚上喝了口酒，血压突然升高，幸亏你妻子的药箱里有……"而隔壁的李大爷更是逢人便夸我妻子的药箱，说我妻子的药箱让他少跑了多少次医院……

其实，生活中很多东西是很平凡的，但也是不可少的，就像妻子的药箱，它能给家庭带来幸福，给邻里间带来和谐。

镇痛剂

龙晔翔

作为一个基层的医务工作者，我接触到很多病痛患者，每当看到他们因疼痛而扭曲了的面孔，心中便有一种说不出的滋味。

按理说，医生对患者的疼痛接触多了，也就"麻木"了，可我不这样认为，患者在痛苦时找到医生，便是对医生极大的信任，所以每每见到病人难以用药止痛时，我便会不自觉地产生一种对病人的负疚感。

有一个疼痛患者，给我的印象最深刻也最刻骨铭心。

去年一个春寒料峭的夜晚，寒风呼啸，冷雨飘飘，这时突然响起一阵拍门声，我刚打开门，两位来者便闪了进来。其中一位中年男子雨衣还未拿下，便紧张地对我说："医、医生同志，能、能不能跟我去打止痛针？"另一位三十来岁的男子一边向我递烟一边解释，病人是那位中年男子的妻子，患肠癌晚期，刚从省医院回来。医生诊断说无药可救，只需准备后事，他只是实在不忍心看到妻子痛苦不堪的样子，所以冒雨前来央求医生去打止痛针。

我告诉他俩，癌症的疼痛用一般的止痛剂没有效果，除非有杜冷丁。可是，我这里没有这种药剂。那位中年男子听完，不禁长叹一声，一脸凄凉。另一位则悄悄跟我说："还是去为好吧，不管什么样的针，病人会安心地走的。"我一听，心不由一震，想到患者那种

"求生不能，求死不得"的剧痛，也想到家属那种无可奈何、伤心至极的悲痛心情，他从远处冒雨而来，难道不也是一种希望使他前来吗？想着这些，我便不由自主地跟了出去。

见到患者，她正疼痛得蜷缩在床上，头上的汗正一颗一颗地往下滴。孩子们的抽泣声止住了，他们围住我，眼也不眨地望着我，他们把全部的希望一下子都倾注在我的身上，希望这一针能给病人也给她的家人一点安慰，或许这一点安慰，会像星星在寒夜里闪现似的，是她生命里最后的一次再现……

打完针后，我匆匆走了出来，我知道这一针也许无济于事，但我相信，病人一定会减轻痛苦的，因为有最亲爱的人守护在身边……

药系情缘

赵俊谦

我随着那第一声啼哭响起，挣扎在人世间，就注定了我一生与中药事业结下的情缘。这是一条感情的五味子，串起了我酸甜苦辣的命运……

天真与烂漫，构成了金色的童年。童年那无邪的希望，便成为影响和引导我一生的契机。我的童年启蒙了我一生对中药事业的情愫。

我的家乡在那山连山、山叠山、山重山的巍巍哀牢山的缝隙中，那里出门就爬山，唯一平坦的就数村前的那条潺潺的小溪，出门要爬二十里山路，要乘几个小时的汽车才到得了县城。每次爷爷外出采药，就用箩筐将我装一头，将药叠在另一头，小箩筐像摇篮一样，随着爷爷的脚步，在高低坎坷的山路上摇荡着。家乡的山路，就像缠在爷爷头上的包头布一样，将山庄、森林、河流、田野、人群、牛羊，紧紧地联系在一起。我就这样坐在爷爷编织的"摇篮"里睡了醒，醒了睡，闻着爷爷采来的药香度过了美好的童年。

爷爷教我认识了许多中草药，也教我懂得了许多做人的道理。在我的心里，爷爷是个很了不起的人，他用采回来的草药，不知治好了多少人的病。特别让我难忘的，是母亲生下二弟后的几天，突然患了乳腺炎，医生的建议是要把整只乳房切掉，可爷爷仅用了一包草药就治好了母亲的病。

青春、热血、追求、理想，构成火红的青年时代。我没有如火如荼的热烈生活，仅用一颗平常的心，抒写着对中药事业的一片深情。我和那个时代的每一个青年人一样，高中未念完，就到广阔天地"炼红心"，在那里接受"再教育"。我的房东孙大伯也是个草药医生，劳动空隙时，我就跟他上山采药，千层纸、半夏、桔梗、潞党参、黄连、麦冬、玉竹、天花粉……

进城后，我到了县药材公司工作。这里也有一群当过知青的年轻人，共同的命运使我们的心灵靠得很近，经常在一起谈人生、谈理想、谈事业。

改革开放后发生的许多事，一直萦绕在我的脑海里，激励着我的心，晚上回到家不禁提起笔。白天干点中药活，晚上写点中药文章，当我的《山腰里的临时药材收购站》散文被报纸刊登后，自己激动万分，此后更是激情荡漾，一发而不可收。

真情，在经过生活的考验之后，会更深沉、更热烈、更执著，这一份痴情只有生活的强者才具有。

有的人劝我改行，去端铁饭碗，到政府里去吃点墨水饭，用不着在企业里受苦。但我对中药事业痴心不改，并为她倾倒，为她情痴，为她献身，直到永远。

赤脚医生幺爸

汤治平

在我还是个细娃儿时，幺爸就是大队的赤脚医生了。我小时候特别亲近幺爸，恐怕与那些瓶瓶罐罐有很大关系。那只装着听诊器、红药水、胶布、针筒的红十字药箱是我小小的脑海中变幻无穷的"百宝箱"。幺爸出诊用过的青霉素小瓶、万金油空盒、废旧针管，成了我们这帮不知玩具为何物的山里孩子的最好玩具。

我上小学后，课余时间或星期天常跟幺爸去山上采药。从常见的车前草、金银花、牛蒡子到珍稀的天麻、黄连、贝母、蛇蜕，每采一种，幺爸都详细讲解其药性、加工方法、治什么病。

在幺爸的潜心传带下，我不但能独自配药治疗简单病痛，而且还上山采挖过款冬花、独活、云木香、太阳草等多种草药，加工后卖给公社卫生院和收购站，用卖药的钱买回《鸡毛信》、《地道战》、《小兵张嘎》、《西沙儿女》、《林海雪原》、《万山红遍》等连环画，是这些文学启蒙书使我童年的思想飞越大山，初次认识了山外广阔的世界。

幺爸有很多不用花钱但见效快的偏方。比如手被刀割破了，他就找来一撮头发，在炭火上烧焦了，捏成粉末撒在伤口上，血马上就会止住。如果牙疼，他会用牙签沾点味精放在牙根，立即就会止痛。我小时常闹隔食病，睡觉直磨牙，杀虫的宝塔糖吃完了，幺爸就抓一把南瓜子剥给我吃，肚子渐渐不再痛了。

我喜欢跟幺爸同睡，喜欢闻那淡淡的药香味。夜里，幺爸常给我讲华佗、张仲景、白求恩以及民间良医救死扶伤、治病救人的故事。在我心目中，幺爸就是最有文化的人，我决心长大后也要当个

"赤脚医生"。

不幸的是，幺爸在一次出诊返家的途中，突然遭遇山石滚落，未及不惑之年就英年早逝。出殡那天，远村近邻的人都来给他送葬。看着装殓幺爸的棺木缓缓落入墓穴，我捶胸痛哭，悲恸的泪水湿透了衣襟……我在心里反复追问："幺爸，你神奇的双手救治了那么多伤病患者，为何救不了自己年轻的生命呢？"

幺爸去世后，为了两个堂弟读书，幺婶再嫁去了山外。多年来，想去看望幺婶一家的愿望因忙于读书和工作一直没能实现。如今，十多年过去了，幺爸的坟头花开花谢，草枯草荣，轮回交替，但他的音容笑貌，他乐善好施的品性，他传授给我的医药知识却永存心底，使我受益终生。

诉说不尽的感激

宋桂林

我要感谢《民族医药报》，它伴随我父亲走完了人生旅途最后的一千多个日日夜夜，很多读者称她为良师益友。但我的经历却告诉我，《民族医药报》是我的亲人、老师、朋友，是呵护健康、延续生命的天使、保护神，结识这份报纸真是我人生的一大幸事。

思念父亲时，我总会牵出对《民族医药报》的一段情愫。在父亲卧床的最后三年里，除了母亲和儿女们的衣食照料，酷爱书报的他非常喜欢阅读《民族医药报》，每期必看，病床边总放有一叠《民族医药报》，报纸上的文章成了他生命中的慰藉。

一次，病重的父亲与我闲谈时说，他这一辈子不嗜烟酒，不计较吃穿，唯视报刊如贾宝玉的"通灵宝玉"一样。但接触过多种中医类的报刊，感觉还是《民族医药报》好，既有保健的知识、养生的经验，又能提供防病、治病的知识。在病房里，每期《民族医药报》一到，他先仔细地阅读一遍，然后让邻床的病友看，慢慢地大家都熟悉了这份报纸。现在，这个病房里的人大部分时间都在阅读《民族医药报》，谈论报纸上的内容。父亲看大家对《民族医药报》很感兴趣，便对他们说："《民族医药报》是同类报刊中办得最早，办得最好，读者最多，价格最低的一份报纸。"邻床的老杜问他："老宋，你对《民族医药报》怎么那么熟悉？"他说："我是《民族医药报》的老读者，订阅报纸已经三年多了，现已经离不开她了，明年我还要继续订阅。"

2005 年 6 月 8 日，父亲永远地离开了我们，带走了他对《民族医药报》真挚的爱和无限的情。父亲虽然离开了《民族医药报》，但是还有我在，我愿像父亲一样把《民族医药报》当成亲人、老师、朋友，一直到永远。在整理父亲遗物时，看着父亲精心保存完好的《民族医药报》上留下的字迹，我仍能追思到父亲读报时的神情，追寻到父亲对生命渴望的目光。父亲最后三年多生命的延长，是三年多与《民族医药报》的牵手，让我的家人对《民族医药报》有一种不舍，真诚地向贵报道一声："谢谢，真的谢谢你们了！"

感悟痛苦

张圣起

肉体上的痛苦，会让人历经百般的痛楚；精神上的痛苦，会让人倍受难忍的煎熬；情感上的痛苦，更让人难以忍受情爱的折磨。我相信，这种种痛苦，是谁都不愿承受的，但谁都无法拒绝和无法回避。而我就在遭遇这种种痛苦之后，更是刻骨铭心地感悟到，痛苦还是一位人生大师！

事情得从四年前说起，当时是 2003 年 6 月，我因急性阑尾炎穿孔被急送至县人民医院抢救治疗。岂料时间刚刚过去一个月，我肚皮上的手术刀口尚未痊愈，妻子又因宫外孕大出血而被急送到县中医院，经医生的全力抢救，才将她从地狱门口给拉了回来。谁知，当妻子出院还不到一个月时间，年近八旬的母亲心脏病发作，我们又将母亲送往县医院进行治疗。接二连三的肉体与精神的痛苦折磨已让我接近麻木和疲惫，但我还是咬着牙挺起腰杆闯过了这一道道难关，在感叹命运如此不幸之时，也庆幸自己还没有让痛苦给击垮。

　　在母亲病情时好时坏的治疗过程中，我被一纸调令由乡里调进了城里。在我四处举债买了一套二手房，全家老小得以安身立足之后的不久，妻子又患上了令人恐惧的白血病。当市一医院的医生告知我这一确诊结果时，我的精神已接近崩溃，我完全坠入了重重痛苦的深渊：我怎么这么不幸？命运怎么这么喜欢捉弄我？痛苦难道真的要置我于无望之绝境？

　　面对病床上奄奄一息的妻子，我的整个身体已被这重重的痛苦撕裂着。给妻治病，没有一分钱，况且妻子的这种病的严重后果……就在我濒临绝望之时，所有的亲人除给予我亲切的安慰外，还全力出钱资助。我抹干眼泪，打起精神，强忍着肉体、精神、情感上种种难熬的痛苦，一面企求医生对妻子全力予以救治，一面四处筹措资金。妻子的病情在医生的救治下日趋好转，但钱也很快花光了，若继续救治，再也没有办法可想了。

　　万般无奈之下，我只好买回几本医学书籍，摸索着组配了数个中药方剂，给妻子服用，心里却根本没有任何把握，只祈求着妻子能侥幸闯过"火焰山"。在服了数个疗程的中药后，奇迹还真的出现了，妻子的病竟慢慢痊愈了。我也在历经这一道道难关、一重重痛苦之后，对痛苦有了更深的认识。虽然此后又历经了母亲因病去世、岳母因病离世及叔叔、舅舅等亲人的相继辞世，但是我却在痛苦的磨砺中变得更为稳重、深沉、成熟。因为我已深深地明白，痛苦真不愧是一位杰出的人生大师，她教我学会了如何应对和挑战一切不幸与艰难，她教会我坚毅与顽强，她更让我懂得了如何爱惜和把握好生命中的每一天，她还让我更为珍惜和紧握这浓浓的亲情、深深的挚爱。我也在遭遇这重重痛苦之后，懂得了人生的意义、生命的真谛、情爱的无价。已年过不惑的我，如今生活的每个日子已是从容和坦然。我更坚信，风雨过后必然是灿烂的阳光！

姜七葱茏思祖母

蒙有庆

阳台上那盆姜七又开花长叶了，淡红淡红的花，碧绿碧绿的叶，散发着几许清香，牵起了我对祖母的思念……

在我幼年的记忆里，祖母的脾气很暴躁、很古怪，感觉她讨厌我母亲，动不动就恶声恶气地骂个没完，有时还倚老卖老动手推搡。我替母亲鸣不平之余，又增加了几分对祖母的仇视。尽管我有时顽劣，她训斥得也对，只不过多了一些粗鄙的"搭头话"，我却会像一个犟牛仔与之对抗。曾经有那么一回，我差点跟祖母"大动干戈"，还是一位远房叔叔拉开了我。

叔叔对我说："你奶奶人很好，就是脾气臭点，但是不像某些人那样背后搞鬼。她骂过吵过就算了的，不记仇……"当时我听了还将信将疑呢！十来岁时，有一次我扭伤了脚踝，痛得哭喊连天，祖母见了，不声不响扛了锄头就出去，不久便带回一包树茎草根，用锤子捶烂了替我敷脚，三天后肿痛就全消了。危难见真情，此话一点不假，我对祖母的仇视也随着肿痛的消失而骤减了许多。

随着时光的流逝，我渐渐长大，祖母的额上也刻满了风霜，头上也满是银丝，我对祖母有了更深的了解。听说我父亲才三岁多，祖父便撒手西去了，那时的寡妇是下贱的，祖母处处受人刁难，但她没有改嫁，带着幼子幼女（我父亲和两个姑姑），靠割草卖柴熬过了二十个秋冬，直到我爸爸长大成人。坎坷的人生，使祖母形成了倔强乖戾的个性。知道了老人的身世，我更多了一份对祖母的同情和敬佩。

祖母那份深藏的亲情，不仅表现在后来与我母亲和好上，而且有好几次，乡邻们不慎跌伤手脚时，她都不计报酬为他们采药治疗。这药的主要成分就是姜七。

后来，近处挖不到姜七了，祖母便带我翻山越岭去寻找。路上，年近古稀的祖母对我说："你祖父原是一个郎中，过世后留下一堆中草药书，阿奶目不识丁，就让你的姑祖父和表叔拿走了（我爸不愿学医）。阿奶只懂得两种常用的跌打药，姜七是其中一种。"祖母还叮嘱我："……你要好好读书！"这次我们采回来的不只是一篓药草，还有一片至深的祖孙情啊！

岁月匆匆，弹指之间几十年过去，祖母于八十七岁高龄那年辞世后，我把姜七从故乡移植到现在我家的阳台上。不计贫瘠的姜七给我家一片郁郁葱葱，也给我一个长长的思念。我总觉得祖母很像那姜七，不计家乡的贫瘠，用她坚强的双肩挑起几十年风霜，守望着希冀。如今祖母虽已作古，但她那吃苦耐劳、关爱别人的品格却始终激励、伴随着我走在人生的道路上，让我闯过一道道难关，那份深切的祖孙情永远与我同在！

老妈的低碳生活

徐光伟

老妈出院后，被接到弟弟郊区的家里休养。因为平时工作忙，弟弟很少打理庭院。看着偌大的院子一片荒芜，老妈很是心疼。她先是发动家人将野草拔掉，埋在院角的土坑里沤肥，然后四处搜罗种子和幼苗，很快，丝瓜、豆角、辣椒、茄子等都在院子里安了家。不出半月，庭院里已是生机勃勃。

弟弟看到院子里的变化，欣喜的同时又心疼老妈，故意抱怨说："郊区的蔬菜这么便宜，浇地的水费都够买菜的钱了。"

老妈却不管这些，依然"我行我素"，每天守着菜园乐在其中。到了月底，弟弟拿着水费单，发现水费不仅没有上涨，而且还比平时略有节省。弟弟问其中的奥秘，老妈笑着说："你们平时大手大脚惯了，哪知过日子细水长流的道理。"原来，老妈自有一套节水妙招。以前洗衣、洗菜、涮拖把的水都白白流掉了。自从有了菜园后，老妈准备了两只大桶，一只放在厨房里用来盛洗菜、淘米的水，一只放在院子里用来盛放污水。洗菜的水涮完拖把后用来冲厕所或浇地，污水更不用说，浇到地里还有施肥作用。

周末我去弟弟家看望老妈。吃完饭后，我收拾好桌上的鱼刺骨头正要往垃圾袋里倒，被眼快的老妈一下子拦住了。老妈说："这可是上等的肥料，哪能就这么扔了。"说着，老妈拿过去，走到院角的香椿树下，在离树根不远的地方用小铁铲挖了一个深坑，然后将鱼刺骨头埋了下去。做完这一切，老妈开心地掸了掸裤脚上的泥土说："你看，这些东西埋下去，下过几次雨后，它们就烂在地里成了肥料。这样即减少了垃圾污染，又给土地施了肥，地里长出的蔬菜才是真正的绿色蔬菜呢。"

　　自从有了菜园，老妈的身体一天天结实起来。天气好的时候，老妈就搬个凳子，坐在院子里，拿出侄子穿小的衣服拆改，做成沙发垫、布袋和各种小饰件。侄子放学回来，看见老妈的杰作笑着说："想不到奶奶的思想还很新潮，在我家率先实行低碳环保。"老妈摘下老花镜说："过日子就讲究个勤俭持家，以后大家都要过低碳生活。"

秋来吃"梨宴"

钱国宏

　　"高鸟黄云暮，寒蝉碧树秋。"西风一起，80 岁的母亲就早早地给在外地工作的我们 6 个子女打电话，相约回农村老家，去吃"秋梨宴"。金秋吃梨宴是我家持续多年的秋季养生保留节目。

　　俗谚云："七月核桃八月梨。"母亲对秋梨非常看重，这些年她在老家"研制"出了好多秋梨的养生保健吃法。"秋梨宴"上的第一道美味是"糖蘸梨块"。这可能是秋梨的最简便吃法，即把削皮的梨切成小方块，蘸糖吃。这种吃法保留了梨的原汁原味，吃起来非常爽口。"梨脯"是"秋梨宴"上的第二道美食。母亲早早把秋梨削皮、去籽、切片，然后晾晒、腌制，就成了梨脯。梨脯不仅在"秋梨宴"上吃，而且平时还作为一种家制零食给小孩子们吃。"秋梨宴"上的第三道美食是"梨罐头"。将秋梨削皮、切瓣、去籽后装瓶加糖，放几天，就成了"梨罐头"。这种罐头母亲做得最为地道，开罐食用时，清香甜美，汁绵果脆，是不可多得的下酒菜。"冰糖蒸梨"是"秋梨宴"上的第四道美食。母亲做起这道美食来并不费事，把梨掏空后，填入川贝、冰糖，蒸熟后便做成了。这道美食有明显的润肺、止咳作用，老家的乡亲们尤其是老年人，几乎都会做。"秋梨宴"上的第五道美食是"梨盅"。"梨盅"的做法与"冰糖蒸梨"有些类似，把梨切下一块后，像挖地洞一样掏去梨核和中心部分的梨肉，然后把蒸熟的糯米和少许碎肉一同放进去，再把切掉的梨做成盖盖好，入锅蒸熟，便成了"梨盅"。糯米浸进了梨汁，看上去金黄，吃起来绵甜，别有风味。"秋梨宴"上的第六道美食是母亲用梨和蜂蜜共同熬成的"梨膏糖"，据说这道美食对气管炎有明显疗效。"秋梨宴"上，巧手的母亲还会用梨做出好多具有养生保健作用的美食，比如用猪肘与梨块合炖而成的"肘梨同殿"，肘子浸入了梨的甜味，吃起来不腻不绵，而且还筋道，真是唇齿生香，梨汁让家人很是开胃；"醋片梨"酸甜可口，可以保肝、助消化、促食欲；"蜂蜜梨泥"绵甜适口，可以养喉……

在母亲的倡导下，我家的"秋梨宴"吃了多年。家人不但身强体健，获益匪浅，而且还总结出了一条生活感悟：十步之内，必有芳草。养生之道并非无章可循，在生活中，只要我们细心些，养生之道遍地可寻，颐寿百年并非梦想！

花 香

胥加山

我与中医院的张医师相识缘于我母亲的病。那天，因母亲腰腿疼，我和一个在中医院工作的同学取得联系，在同学的引荐下，找到医术精湛、中医术特别出名的张医生。

趁着等候的时间，我打量起面前的张医师。他身材清瘦，身穿素白的工作服，衬得格外精神，六十出头的年纪。再看他的办公室，整洁却与众不同，一桌、一椅、一床、一书橱，尤其独特的是，不大的办公室除桌椅占地外，余地都被一盆盆花草占满了，阳台上有垂着的吊兰、文竹，墙边有虎刺梅、马蹄莲、太阳花、栀子花……我曾卖过花草盆景，心想能和张医师有共同话题。张医师在给母亲把脉三分钟后，对我说："我给你妈开个处方，买些中药，她吃完后，一定会好的。"母亲一听，终于露出了笑脸。等我抓回中药接母亲时，发现她正和张医师兴致盎然地谈着什么，显然比来时精神了许多，张医师也伸伸胳膊、踢踢腿放松一下，尔后拿起水壶给花草洒水。我套近乎似的对张医师说："张医师医术高明，对花草种植也感兴趣呀！"张医师一听笑着说："弄着玩，弄着玩。"母亲一听兴致来了，说："张医师，你若是能把我的腰腿疼治好，我让我儿子送你一盆好花，他是卖花的！"张医师一听连忙摆手："不用，不用，治好病人的病是我的天职。"我心想，他真是一位谦虚的医师。

　　母亲回乡后，服完了中药，果然疼痛消除了，她提醒我给张医师送盆花，兑现曾经的许诺。谁知我捧着一对金枝玉叶赶到张医师的办公室，他生气地拒收，并道出了他养花的来由。原来病房中的花草全是他的病人送来的，最初他没养过花，一次给一位哈尔滨的病人看病，病人正好是养花人，张医师医好了他患了近三十年的病，病人为表谢意送了一盆君子兰。后来别的病人以为张医师喜养花草，都给他送花，虽说他再三拒绝，可病人的盛情难却，最后他给自己规定，凡超过 10 元的花草坚决拒收。当然，他接下病人的花草，也像对待病人一样精心照顾着，因为每一株花草背后都有张真情感激的面孔。最终我被张医师拒收得十分尴尬，不过他还是给了我一个台阶下："小胥呀，若是你真心想表达心意，把这金枝玉叶带走，捎口信给你母亲，向她问个好，我这儿缺她乡下的南瓜花，让她捎一株南瓜秧来……"

　　母亲悉知情况后，从她的菜园里挑了一株最肥硕的南瓜秧，亲自进城送到张医师的办公室，张医师微笑着接下了，他还向母亲保证，一定让南瓜秧结出一个大南瓜来。后来，我每次陪母亲去张医师那儿复检，大老远就闻到一股沁人心脾的花香，深深一嗅，才发现花香中还夹杂着张医师高尚的人品和医德。

情系茴香

张绍强

元旦刚过，小妹就带着新年的喜庆，沐浴着南疆的斜风细雨来到这座都市，敲开我的门，给我带来了母亲积攒多年的叮咛与嘱托，还带给我一包芳香浓郁的茴香籽。这包黄绿色的茴香籽，把我的思绪带回到久别的家乡，带回到逝去的岁月。

我家菜地原本是不种茴香的，只因我幼小时曾患寒疝腹痛，母亲看到药书上记载"茴香，性温，味辛，功能温肝肾、暖胃气、散寒结，主治脘腹胀满、寒疝腹痛"，它才在我家菜园有了自己的领地。于是，菜园里从春到夏，从秋到冬，都弥漫着它浓郁的独特气息。割资本主义尾巴的年代，割去了菜园作为农家三分粮的青白苦菜，始终没割去的只有茴香。母亲说："茴香与儿子同在，哪怕手上还有一捧土，也要种出茴香来。"所以，无论家境沉浮，茴香总与我家一路同行。

茴香会散发出一股难闻的辛味，吃在嘴里也怪怪的，我小时候一度很讨厌它。当母亲逼我吃时，我就以大声叫喊来抗议。抗议无效，便瞒过母亲把它吐进猪食桶里，似乎我与茴香之仇不共戴天。记得6岁那年的一天，我趁母亲不在家，悄悄溜进菜地，把茴香苗拔了个精光，心里才算有了几分平衡，升起几分"报复"后的惬意。只是后来在寒疝腹痛难忍时又吃了几次茴香，才勉强从它的辛味中吃出些许清香来。

15岁那年，我要离开母亲去数百里之外的城市上学了。离别那天早上，母亲送我出门，将一包茴香籽塞进我手中，只说了句"强儿，在外的日子，没人照顾你，吃茴香籽就不会发病"，眼泪便直往下流。我走出很远回过头来，见母亲仍站在门前山包上朝我眺望。风拂起她斑白的鬓发，送来她的叮咛："强儿，别忘了茴香……"

在外地上学，以及后来在都市漂泊的日子里，每年我都会收到母亲辗转寄来的茴香籽。这茴香籽上镌刻着深沉的母爱和我生命的年轮、成长的轨迹。想家的时候，它是母亲温暖的怀抱，落寞的时候，它总会勾起我关于家的温馨记忆。

如今，我的病早已根除，也不需要再吃茴香了。但小妹却告诉我，母亲仍年复一年地种植茴香，年复一年地将茴香籽收藏，竟然那么痴迷，那么固执。有一年小妹要种花，把菜园里的茴香挖了，母亲近乎央求地说："映子，种些茴香吧，你哥生病要用的。"小妹只好把花苗拔掉了又种茴香。

茴香，回乡！一道蓦然划破长空的闪电，使我顿悟。是的，回乡。异乡的儿子是母亲一生的牵挂，儿子回乡便浓缩了母亲所有的希冀。如今，我身在异乡为异客，不能常常回乡侍候母亲，母亲的梦难圆。于是，她就年复一年地种植希冀，种植母爱，种植一个希望儿子回乡的隽永情结。

"强儿，别忘了茴香……"外面起风了，随着风声飘起了细雨。细雨中，我似乎又听到了母亲深切的叮咛。

望着窗外的绵绵细雨，我心头不禁涌上阵阵情思……

"谁言寸草心，报得三春晖！"我虽然不知道自己要何时才能让母亲圆一个儿子回乡的梦，但我却知道树虽高千丈，终究还是会叶落归根的！

我家喝粥保安康

卓 石

中医理念有"医食同源"的传统，大众的健康支点就是"以食为天"。我也十分重视一日三餐的"看人下菜碟"，对症给"药"。

儿子小时候每逢天气干燥易流鼻血，每当遇到这种情况，煮稀饭时我就加入麦冬和胡萝卜。儿子食欲不佳时，煮稀饭我会加入红枣、山药。儿子上高中常常熬夜，睡眠质量不好，我就在百合上市时，买新鲜的百合煮粥给他喝。能用家常的稀饭解决问题，孩子就免去吃药打针的痛苦。

单位健康体检时，发现丈夫的血糖偏高。"十月的萝卜小人参"，胡萝卜一上市，我就坚持炖、蒸、煮胡萝卜，把胡萝卜当大米稀饭的"伴侣"、猪蹄汤的配角。一年的坚持，丈夫经过饮食调理加规律运动，血糖已基本降至正常。有时丈夫想喝胡萝卜粥，儿子想喝红薯粥，我就把两样东西各半放入稀饭锅中，这叫"材"尽其用。

有次丈夫出差，连着夜以继日地工作了几天，到家后一直说胸闷、心沉。我担心他的血压升高或心脏有问题，一触脉搏，发现有心律不齐的症状，就赶紧一连几天为他煮莲子百合粥。莲子有良好的补益功能，百合则归心、肺二经，能养心安神。经过一个阶段的调理，他的心律基本正常，精神好了，也不再胸闷了。

除了天天坚持粥疗，我还注意主、副食品的搭配得当。家人感冒时，我就做清淡可口的白菜、萝卜、西红柿等食物。儿子咽喉肿痛时，我就煮荸荠百合粥；消化不良时，上一道"山楂苹果羹"。春节时，全家人吃腻了大鱼大肉，就煮一锅山药百合粥调理一下。

西医治的是人的病，中医治的是病的人，重视人体疾患的标本兼治、阴阳平衡。几十年如一日的三餐合理食疗，我们一家人都很健康，很少吃药。

自学医术为老伴治病

何兆奇

我老伴今年 75 岁，她在这几年曾遭受过三次大的病痛侵袭，被折磨得几乎瘫倒，虽经医院多方治疗，仍未见缓解。之后经我仔细观察、琢磨，给她对症下药治疗，她的病治愈了，安全渡过了三个疾病难关。

第一次是在 2005 年 5 月，老伴的右膝疼痛一个多月，下楼要扶栏杆，晚上睡觉更是疼痛难眠，经医院诊断为颈椎突出引发脚痛，用牵引治疗几次未见明显效果。老伴回到家后，我找到有关医疗保健的书刊做参考，经研究后采取了三条措施给她治疗：一是生姜大蒜籽研碎，用白酒调成糊状贴在脚膝痛处，用胶布固定，一夜后解开。老伴使用一次后就轻松许多，隔天再贴两次，基本达到止痛效果。二是猪筒骨煲汤，连吃 10 天，以增脚骨之钙。三是揉按颈椎，以矫正颈椎突出，有益脚腿伸展自如，消除行走障碍之痛。经治疗后，她的脚痛之苦被赶走了。

第二次是在 2008 年 3 月，老伴患眩晕症，终日又呕又吐，头晕目眩不能站立，住院 20 天，吃药又打针，没见明显疗效。出院回到家，我查阅很多医学资料，按她的病情确定一个中医处方，并经一位老中医修改。老伴续服了 8 剂，病就完全治愈了，此后多年未再复发。这个中药方组成为天麻 15 克，白术 10 克，泽泻 12 克，法半夏 15 克，胆南星 10 克，茯苓 15 克，代赭石 30 克，黄芪 25 克，升麻 6 克，丹参 15 克，菖蒲 15 克，生姜 3 片。

第三次是从 2012 年 4 月起，老伴全身发热，皮肤瘙痒不止，日夜不宁，经医生诊断为老年顽固性皮炎，用 999 皮炎平等药物涂擦，并吃了抗过敏药一直不好。老伴每天用硫黄皂洗澡也不止痒，一连半个月，每晚都有 3～4 个小时在抓痒。我又从书中找出了治病良方：荆芥、银花、牡丹皮、桑叶、连翘、苦参、黄柏、地肤子各 10 克，白蒺藜、白鲜皮各 9 克，蝉蜕 3 克。老伴服 9 剂后已完全止痒，而且皮肤平滑润泽。

除此之外，老伴平时的小疾病，我也是参考医药书，以食疗或药疗把她的病痛驱走。现在老伴神清气爽，有的人称她虽是古稀老妇，但容貌似 60 岁般年轻。

秋菊奶奶情满坡

王 琴

渐入仲秋，菊花既是秋的"代言使者"，又是望菊忆人的亲情花。秋日清晨，我望着阳台上盛开着五颜六色的菊花，赏心悦目之余，脑海里却忆及朵朵金黄的野菊花。

儿时住在农村奶奶家，每天除了跟随奶奶在田间地头呼吸新鲜空气，奶奶还带我去那离家不远、终日向阳的山坡上放牛、羊和鹅。犹觉那山坡是个会变化的魔术盒：春天的嫩草、鲜花；夏天清凉的风儿，啁啾悦耳的鸟声；秋天葱茏的树林，漫山的野菊花；冬天昂然傲雪的枝条，暖透全身的温阳。整个山坡贯穿了我的童年岁月。

只见山坡上，朵朵盛开的小金菊，细细的绿叶，衬着朵朵黄花，美得朴实，香得自然，不张扬，不娇饰。花期没到时，放眼望去，满目蔓草里，很难分辨出哪种是花，哪种是草。和草同生长的顽强生命力里，最后花才散发出醉人的芳香来浸润身边的小草，朵朵金菊耐久持恒。初冬时节，百花凋零，树叶纷飞，而它依然开放着，散发着幽幽清香。

我清晰地记得，有一次奶奶追赶羊群，因坡陡路滑，不慎摔了一跤，娇小的我使尽全身力气，也没能把奶奶扶起来，只见奶奶伤口鲜血直流，吓得我当场号啕大哭。奶奶边忍痛安慰我，边从身边摘下几朵开着的小菊花，在手里揉挤着。不一会儿，菊花变成黄黄的浓汁，奶奶把它涂抹在伤口上，过一会儿就说不疼了。看着我好奇的眼光，奶奶笑眯眯地说："野菊花有消毒止血的功效，抹在伤口上，清清凉凉的，也不会疼得很厉害，过几天伤口就会自然愈合。"还说她小时候，因家里穷，没钱买药，闲时摘些大自然里生长的野菊花，回家熬成水，抹在疼痛处，既省钱，又管用。谁家老人孩子感冒了，奶奶还让她们喝菊花汁，清热败火之余还是治感冒的良药。

后来，我跟随父母到城里上学，可心里一直想着奶奶，惦记那山坡和坡上的四季变化。每到秋天，脑海中就浮现出金黄的野菊花。奶奶很懂我心意，每次来我们家，就从布包里拿出一包包晒干的野菊花，把一些放入杯中，注入开水。不稍片刻，朵朵舒缓盛开，犹如奶奶脸上饱经沧桑的皱纹，亦如山坡上野菊花盛开的美景浓缩于杯中，喝一口，沁人心脾的清香，透彻肺腑，甘冽清醇。

多年来，时光与我似乎有个深情相约，每到秋季，脑海中自然浮现出奶奶的音容笑貌。随着年龄渐增，我内心早已称她为"秋菊奶奶"，常常望着杯中绽开的菊花，脑海中浮现出奶奶脸上菊花般的笑容。在这静美的秋天里，那是何等的相映成趣啊！

常回家听听

关 邑

老爸年轻时，最不怕痛，小病扛着，大病也不住医院。但退休后，他就像变了一个人似的，闲得心烦意乱，吃饭不香，睡觉不安，有时沉默寡言，有时急躁易怒，而且经常喊痛，头痛、脚痛、身痛、心痛。过去从不喊痛的老爸，现在见了我们几个子女便显出可怜状，说这里不舒服，那里不自在，要我们带他去医院，但到医院检查又什么病也没有。

时间一长，弟妹们便不耐烦了，背着老爸说："钱白送了不说，大家都忙，哪有那么多功夫陪他穷折腾呀。"

大姐是个孝女，这时就发话了："当初我们姐弟生病，老爸会立即停止工作，哪怕是小感冒，不管刮风下雨，不管白天黑夜，都要反复送我们到医院几次，那时怎么不嫌老爸折腾？现在轮到老爸自己了，就觉得他是穷折腾了？以后，老爸要去医院，我们就轮流陪，谁要是在飞机上也要跳下来，送老爸去医院。"

大姐的话，谁敢不听。于是我们便形成了制度，老爸一声喊，便立即丢下手头的事，赶到他身边，实在不行，也得安排自己的配偶或子女，回家听听，听老爸喊痛，送他去医院。时间长了就发现，其实我们不只是陪老爸去医院，更重要的是听老爸"喊痛"，耐心地听、静静地听，并不时回答老人的问话。听着老爸的唠叨，给他捶捶背、揉揉肩，这时候老爸那充满皱纹的脸，就慢慢地舒展了，显出带有童真的微笑，甜甜的，充满了每一条皱纹。此时的他，也无需你再送去医院了，只要陪着就行……

是的，常回家听听，听老爸"喊痛"，这也是一种孝道。

我陪老爸放风筝

何如平

老爸是一名中学教师，退休后患上了神经衰弱症，容易疲劳，睡眠质量不好，常有头痛等躯体不适感。我工作忙，很少和老爸一起外出，也很少关注老爸的身体。前些天我从报刊上无意中看到放风筝是一项融健身与娱乐为一体的活动。春季人们放风筝，能够尽情地呼吸新鲜空气，吐故纳新，舒展筋骨，畅通气血，健脑益智。近年来，国内外不少医院采用"风筝疗法"治疗抑郁、神经衰弱、腰椎病、食欲不振、眼部疲劳等病症，收到了神奇的疗效。

于是我对老爸说："双休日我带您放风筝健身，您看好不好？"老爸高兴地说："那好呀！一个人放风筝没意思，有你和我一起放，我真是求之不得呢！"原来老爸是那么渴望我陪着他，我平时真是太粗心了。

老爸是个认真的人，为了放好风筝，他找来有关风筝的书籍阅读，并开始学习风筝的制作方法和放飞技术。自从我说要和他一起放风筝，老爸书房的桌子上就摆满了竹篾、薄纸、绸布、糨糊、剪刀等工具。老爸制作起风筝来一丝不苟，扎架子、糊纸面、绘图案等步骤一步不落。

一个双休日，室外风速缓慢均匀，风力柔和，是放风筝的好时候。我和老爸骑着自行车来到附近的公园。老爸将他做的蝴蝶风筝放到天上，随后又把线递给了我，让我轻轻地收放，那只蝴蝶风筝一直在天上平稳地飞翔。老爸自豪地说："虽然放风筝只有拉线、放线、压线几个基本动作，看似简单，其实里边学问大着呢！同样一个风筝，遇到会放风筝的人，它可以自由地在蓝天翱翔，如果遇到不会放风筝的人，风筝即使上了天，免不了也要栽跟头。"我放了一阵子就把风筝线交给老爸。这时一阵风吹过，年过七旬的老爸禁不住来回奔跑，时而仰起身子，时而俯下身躯。老爸的心随着风筝飞翔，他成了风筝场上的焦点人物。

回家的路上，老爸还一直沉浸在欢乐之中。他眉开眼笑地说："放风筝需要手、腕、肘、臂、腰、腿等各个部位协调运动，手、脑、眼并用，这是最好的保健方式，下个礼拜我们爷儿俩还来这里放风筝。"原来让老爸开心其实是件很容易的事情，可由于种种原因，我陪伴老爸的时间太少了，为此心里感到深深的自责。我暗暗下定决心，在这个春暖花开的时节，每个双休日都要陪老爸放风筝。

一家人的快乐散步

郭雪强

以前吃过晚饭，我喜欢独自去散步，四处转转，既可以放松一下因为工作紧张了一天的精神，又可以活动活动腿脚。渐渐地，困扰我的失眠症也不治而愈了，这都是散步的功劳。人们常说："饭后百步走，能活九十九。"可我的爱人却不知从哪儿看到的消息，认为这种说法不太科学。没办法，我每天只好独自散步。

最近看了一则健康知识，说"饭后百步走"虽不适合于所有的人，但适合于平时活动较少，尤其是长时间伏案工作的人，也适合于形体较胖或胃酸过多的人。这些人如果饭后散步 20 分钟，有助于促进胃肠蠕动、胃肠消化液的分泌和食物的消化吸收，有利于身体健康。"形体较胖"这几个字可是爱人的"眼中钉、肉中刺"，我把这则报道拿给她看，从此以后，每天陪我一起散步就多了两个人——爱人和孩子。

书上说，散步分为普通散步法、逍遥散步法、快速散步法、定量散步法、摆臂散步法、摩腹散步法、倒退散步法等。对照了一下，我们家一贯实行的散步应是定量散步法，也就是按照固定的路线、速度和时间，走完规定的路程。当然，我们偶尔也玩玩摩腹散步法和倒退散步法。最有意思的是摆臂散步法，一高一矮一胖三个人边走路边摆动双臂，挺滑稽的，可我们却乐在其中。有一句古语说"独乐乐不如众乐乐"，用在我们家的运动上，就叫"独散步不如众散步"。

一家人一起散步的好处太多了，可以边走路边聊天，聊见闻、聊喜好，在聊天中发表自己的看法，既锻炼了身体，又达到了沟通交流的目的，一举两得。遇到花花草草，还可以停下来，跟孩子一起认识大自然，加上爱人喜欢逛夜市，从夜市经过，还满足了她只逛不买的需求。所以，晚饭后结伴去散步成了我们家每天最重要的一件事。

我给妻子治腋臭

林　中

故事得从我大学毕业时说起。那一年我分配到一个比较偏远的乡镇医院工作，除了上班，闲暇时看看书，别无他事可做。闲得无聊时，我常常跑去附近小学跟孩子们一起打球。这时一位年轻姑娘引起了我的注意，她长得漂亮又文静，很让我心动。可几次邀请她一同打球，都被她微笑地拒绝了，为此我好纳闷。

一天下午，我在医院值班，见她在走廊徘徊好久才进诊室。我热情地接待，请她坐下，问她有什么困难需要我帮助。她红着脸，很难为情地告诉我，她用西施兰夏露引起腋窝皮肤过敏。经检查后，我给她调配些抗感染、抗过敏的药，治疗几天就好了。

一来二往，我们成了好朋友。有次一起去打球，我问她是不是因为体气太重，怕人讨厌？她看着我没有作声，我知道她不好意思回答。我接着说："唐朝的杨贵妃那么美艳，很受皇帝宠幸，不也整天随身携带香囊，说明她体气也很重呀。"姑娘说："你对历史这么下功夫，何不对此病做个研究，也好帮帮我。"我没有犹豫就一口答应了。这随口一说，可把我害苦了。为此，我忙了好几个星期，查阅资料，请教老中医，好不容易在枯矾散的基础上，拟定了一个方子。

一天晚上，我打电话让她过来帮忙。我将方中的药材一一对她做了介绍。为了保证药效，我选取上好的药材，拣去杂质，亲自炮制。特别是枯矾一味，用上好的白矾煅制。在姑娘的监督下，我将煅制好的枯矾 100 克，公丁香 5 克，滑石 30 克均研为细末，过细筛。然后将三味药末混匀，装入茶色瓶中备用。我将制好的香粉递到姑娘面前，她激动得热泪盈眶。

我将使用方法告诉她，每次洗浴后擦干腋窝部位，用棉花团或海绵块蘸香粉涂擦腋窝部位，涂擦 5 遍（每遍均蘸一下香粉），如此为 1 次，每日用药 1 次。嘱其用药后将情况反馈给我。半月后，姑娘手里拿着一包糖和一束野花送给我。后来这位姑娘成了我的妻子，在她的支持和帮助下，我对中药治疗腋臭做了进一步的研究，并给这一中药方取了个好听的名字——"爽腋香粉"。

父亲的鼾声

刘　燕

那天下午，父亲匆匆忙忙从老家赶来医院看望我，晚上他还不放心，坚持要陪我，不愿意去旅馆，就住在病房里。

我住的是特护病房，医院不给病人家属备床，只发一张沙滩椅，父亲便靠在椅子上躺下了。由于父亲身材颀长，而椅子太短，睡起来十分困难，他换了很多种姿势，都不够舒服，后来把椅子靠在床头柜上，头就枕在上面。或许是舟车劳顿，非常困倦，父亲躺在椅子上，很快就睡着了，一阵阵如雷鸣般的鼾声也随即响起来。

我翻来覆去，辗转难眠。自从生病以来，我的睡眠就很不好，常常要到深夜一两点钟才能安然入睡，父亲的鼾声，更是让我难以平静。父亲打鼾已是几十年的老习惯了，从我记事起，父亲就打鼾。我不知道母亲这些年来是如何适应的，如何做到心平如镜，静若止水。有好几次，我都想叫醒父亲，让他不要打鼾，但我明白人睡着了是根本无法控制的，况且父亲长途劳顿，十分疲惫，我又怎么忍心叫醒他呢！我只能睁大眼睛望着无边的黑暗，内心烦乱不已，不住地上厕所，一不小心，脚碰到椅子，发出一声响。父亲从睡梦中惊醒，小声地问我："怎么，睡不着吗？是不是哪里不舒服？"我说没什么，就是没有睡意。我躺在床上数着绵羊，但精神始终无法集中，头十分的沉重，想睡又无法入睡。

奇怪，父亲的鼾声怎么消失了呢？我竖起耳朵仔细地聆听着，不光没有打鼾的声音，甚至连轻微的翻身声音都没有。整整一夜，父亲如同一尊雕像，一动不动，始终保持着一个姿势。天亮时，他久久不能站立，肯定是他的脚麻得失去了知觉。好半天，父亲才问我早上想吃点什么，他出去买。

第二天晚上，夜出奇的静，不要说鼾声，就连父亲呼吸的声音我也无法真切地捕捉到。我明白父亲怕影响我休息，一直假装睡着，其实只要房里有丁点的风吹草动，他都一清二楚。我照样无法入睡，突然有一种想听听父亲鼾声的想法油然而生。我从来没有认真聆听过父亲的鼾声，也没有认真去品味过这种声音中夹杂的烦乱与无奈，只是一味地讨厌、恼怒和埋怨，现在才真正体会到父亲的辛劳、痛苦与不安。

父亲住了两日，看着他充满血丝红肿的双眼，一脸疲惫不堪的样子，我心里十分难受，就劝他回家好好休息。父亲觉得在这里也帮不上什么忙，反而让我担忧，于是第三天便决定一早就坐车离开。临行前，父亲紧紧地握着我的手，关切地说："好好养病，什么都不要担心，没有什么迈不过的坎，没有什么趟不过的河。"

母亲捎来菊花枕

何礼仁

进入夏季，女儿饱受"夏燥"的折磨，她嘴唇发干、眼睛红肿干涩、食欲不振，脾气也大了起来。最让女儿感到无奈的是，她的面部长了湿疹，影响形象不说，而且又痒又疼，非常难受。我带女儿去医院诊治，打了一周吊针，不但不见好，病情反而更严重了，我和妻子急得团团转。母亲听说了此事，责怪我道："你怎么忘记了菊花枕？你以前夏天口舌生疮，脸上起了湿疹，后来还是枕着菊花枕治好的呀！"母亲一语惊醒梦中人。在城里住久了，只要女儿身上一不舒服，我们就本能地带她往医院跑，却忘记了偏方土法也能治病。

我的童年是在乡下度过的，家乡的夏日天干物燥，烈日炎炎。中医学认为夏属火，夏季燥气当令，为夏季的主气，称为"夏燥"。由于暑热燥邪向外涌动，最易伤及体表，面部、双目自然要受到侵扰。只要我面部出疹，眼睛红肿干涩，母亲就会让我枕着菊花枕睡觉。母亲说，早在宋代，民间就流传采菊制枕的习俗，取其清热疏风除燥、清凉明目降火的功效。我夏季枕着菊花枕入眠，没多长时间就神清气爽，不适感消失得无影无踪。

小时候，每年夏季我都要跟着母亲上山采野菊花。夏日的清晨，故乡漫山遍野的野菊花上还挂着晶亮的露珠，鸟儿唱着欢快的歌，不时有野兔在林中乱串。我一会儿追逐野兔，一会儿捕捉蝴蝶，只有母亲低着头专心地采菊花。我玩累了就躺在菊花丛中晒太阳，母亲喊我回家的时候，她已摘了几大袋菊花。母亲把野菊花的花瓣洗净晒干，再找来一块棉布，用棉线缝成枕套，把干菊花装进枕套，再往枕套里装上少量白芷、决明子、薄荷，菊花枕就制作完成了。儿时夏天夜夜枕着菊花枕入眠，似乎身上都有着淡淡的菊花香。

前几天，母亲托人捎来了她亲手做的菊花枕，并在电话里叮咛我，要让她的宝贝孙女枕着菊花枕睡觉，这东西是治疗夏燥病的良方，远远胜过打针吃药。听着母亲急切的话语，我仿佛看到在故乡的山林里，满头银发的母亲在金黄的菊花丛中佝偻着身子摘着菊花，陪伴她的只有风萧鸟鸣……此时我蓦然明白，原来母亲的爱生生不息，代代相传。

苦瓜伴夏

北　方

那天下班回家，我在小区门口看见一个五十多岁的老伯挑着一筐苦瓜在大声叫卖。望着翠绿的苦瓜，我回味起夏天里那淡淡的苦味。

以前我是不吃苦瓜的，大概源于"苦瓜"的菜名对嗜好甜食的我产生不了亲近感吧！我第一次吃苦瓜是在同事家。同事是做私房菜的高手，那次吃的苦瓜，是用白糖拌的，吃在嘴里，先是甜，然后才是淡淡的苦，那种苦不带涩味，并非想象中的苦不可耐。于是我对苦瓜的抵触情绪打了折扣，心想这菜还是可以入口的嘛！

后来在亲戚家吃了一道菜，苦瓜炒肉片。这个菜听起来简单，但做起来还是要一些窍门的，肉要炒得嫩滑，苦瓜不能炒得太老，脆脆的才好吃。比起第一次吃的苦瓜，这次的苦瓜要苦得多，好在我有了一次吃苦瓜的经历，这次吃起来也不觉得特难受。亲戚告诉我，苦瓜具有健脾开胃、清热祛暑、解毒以及降血糖、减肥的作用，是夏日难得的时令菜蔬。亲戚的苦瓜炒肉片，肉片味道鲜美，丝毫不因和苦瓜搭配而带苦味。他说苦瓜是君子菜，和另外的菜一起入锅后，既不影响其他菜的味道，也不会被其他菜影响到自身的味道。亲戚随后意味深长地说："做人何尝不是如此呢！"

父亲也爱吃苦瓜。炎炎夏日，父亲在外操劳了一天，回家后他总会在院子里的老槐树下摆一张方桌、一把竹椅乘凉。这时母亲就在厨房里忙开了，她把早已洗得水灵灵的苦瓜去了瓜蒂、瓜瓤，切成薄片，放入烧滚的开水里过一道，捞出后装盘，撒上盐、味精、蒜泥，淋上香油，然后把一盘色香味俱全的凉拌苦瓜端到父亲面前。父亲会心满意足地呷一口母亲酿的"女儿红"，再来上几片苦瓜，悠悠地说："吃得苦中苦，方为人上人哟！"

去年夏天特别热，我身上长了不少疖子，到医院看了几次效果也不太好。母亲手巧，为我配制了苦瓜茶。她将苦瓜切开，除去瓜瓤，装入绿茶，阴干后切碎放入沸水中当茶饮。每日 2 次，我喝了一个月的苦瓜茶，身上的疖子竟然消失了。

现在我已经喜欢上了苦瓜淡淡的苦味。苦瓜不是因其苦而与众不同，而是因其苦更彰显出它的谦谦君子风度。

小病养身，磨难养性

晓　敏

　　姑爹去世了！这消息传来，让人简直不敢相信。因为还在三个月前，姑爹还扛着鱼竿，四处跑去钓鱼，给这家送，往那家提的，怎么说没就没了呢？

　　其实姑爹的身体极其硬朗，从不感冒发烧，长年不用吃药打针。倒是姑姑身体不怎么好，患有高血压、糖尿病，不得不大把大把地吃药。姑爹曾跟姑姑这样戏谑："你这老太婆，天天药不离口，都快成药罐子了。"然后拍拍自己的胸脯自豪地说："瞧瞧我，嘛病没有，跟铁打似的。"

　　然而就是这样长年没生过病的身躯，一病竟再也起不来了。三个月前例行体检时，医生告知姑爹肺部有阴影，得赶紧入院治疗，谁知没过一百天他竟去世了。姑爹走后，姑姑常常这样念叨："你这个老东西呀！还不如平时生些小病，也不至于到这一步，小病养身呀！"刚开始我对姑姑的话半信半疑，某日翻看医学杂志，竟看到书上真有"小病养身"这一说。书中举例有这样一个不生病的部落，部落里的人之所以长年不得病，是因为他们在孩提时，就在脚掌心灸一个疤，隔一段时间，就拨弄那伤疤，让它发炎，然后再让它慢慢好起来，由于小病常有，毒气出来了，大病就不肯来了。

　　姨家的儿子大学毕业后，找工作高不成低不就。因为是独子，从小娇生惯养，在父母宠爱里长大的他，却与这个社会格格不入，上班跟同事合不来，动不动跟同事吵架，又不愿受领导的气，挨顿批评就会跟领导拍桌子瞪眼睛，就差没动手打起来了，吓得领导再也不敢留他。而他却抱着"此处不留爷，自有留爷处"的想法，对到手的工作丝毫不去珍惜，结果找一份工作丢掉一份，最后也懒得出去再找了，索性呆在家里，终日坐在电脑前玩游戏，在虚拟世界里寻找慰藉。

姨发愁呀！因为表弟已到了找对象的年纪，天天无所事事地玩电脑，自己养活不了自己，谁家的姑娘愿意嫁他？于是便劝他，你不能这样闲坐家里，得出去工作自食其力呀！可是说轻了，他当耳旁风，说重了他就瞪眼，有时以绝食要挟。姨常常这样感叹："这孩子呀！从小给惯坏了，不舍得打不舍得骂，更不舍得让他吃苦受罪，这长大后咋不知道体谅人呢？"

疾病如此，性格又何尝不是这样呢？经常不得病的身体，得上就是大病。从小没受过磨难的孩子，长大后遇到些小委屈就受不了。小病养身，磨难养性，这话说得可真是一点也不假呀！

剪报剪出大健康

钟 芳

父亲今年 70 岁了，每天还坚持读报剪报。他用一把精致的小剪刀剪出一套科学养生经，将自己的退休生活过得健康快乐，充满了阳光与活力。

父亲年轻时就爱好看书读报，每当在报刊中看到有参考价值的文章便一一抄下来，留作学习资料。在走上工作岗位后，他看到单位订的报纸看完后全部被当作垃圾卖掉，觉得特别可惜，于是便把报上精彩有用的内容剪下来收藏，编成一本本剪报集。

剪报是一件既要动手又要动脑的事情，要做好并坚持下来不仅需要耐心细心，还要有毅力和恒心。2000 年，父亲刚退休，他本想让自己好好享享清福，但剪报这个爱好一直割舍不下。于是他天天阅览各种报刊，遇到好的文章或精彩的内容就剪辑下来，再分门别类进行整理汇总，粘贴在剪报本上，并用钢笔在首页上写明文章名、作者、页数。父亲做这些总是很认真，常细心地用他那把精致的小剪刀，沿着报纸页面边缘裁剪整齐，然后修剪一次，再涂上胶水贴到剪报本上。当剪贴到兴致时，他口渴了连水都顾不上喝，真是兴趣盎然，乐在其中。

父亲喜欢剪贴报纸上有关饮食和医疗保健等方面的内容，这让他找到了健康之门的金钥匙。有一次，母亲多年的老胃病犯了，父亲就从剪报本中查找解决问题的药方，如法炮制，果然迎刃而解。帮助家人防病治病，同时丰富充实了自己的退休生活，父亲那种快乐的心情真是不可言喻。从那以后，不管春夏秋冬，严寒酷暑，剪报变成了他最重要的工作，每天乐此不疲，有时在桌前一坐就是三四个小时，快乐时光就这样在读书看报、剪贴收藏中慢慢流去。有时剪到一篇好文章，他就像拾到了一块宝贝似的，有说不出的开心。

每逢周末，我都要挤出时间去看望父亲。每次回家，都看到他坐在靠近窗口的桌前，认真地剪报。桌子上摆满成堆的报纸和书，只要是反映养生保健、提高精神内涵、丰富视野、历练人生的内容他都视若珍宝，悉数分门别类地剪下来，贴在剪报本上。有时觉得累了，父亲就会按照剪报本上所介绍的养生保健知识去做保健运动，如打太极拳、做保健操、散步、做穴位按摩……这样坚持下来，父亲长年很少感冒，也没有其他大毛病，走起路来腿脚利落，朝气蓬勃。

薄薄的剪报本，随着内容的丰富也一天天地变得厚实。现在，父亲的剪报集已有20多本。其内容有人物传记、文学欣赏、健康养生、防病治病、科学膳食、书画摄影等多种类型。

老有所好，老有所作，老有所乐。读报、剪报、收藏是父亲生活中的一件乐事，让他从中增长了知识、愉悦了身心、收获了健康，也让他的晚年退休生活过得更加丰富充实。

让父母与时俱进

唐厚梅

我的父母今年都六十岁了，虽然他们并不过分显老，但是体力、脑力都明显不济了。有一天，妈妈说她快"老年痴呆"了，外孙说的一些话都听不懂。我惊讶了半天才醒悟过来——爸妈长期在家，没有接触新鲜事物的机会，使得他们真有点像个"没用"的老年人。

为此，我为老爸老妈安排了一些接触新鲜事物的计划。首先，我为他们安装了一台上网速度快的笔记本电脑。他们以前对电脑感到很神秘，想学又怕弄坏了。我用一个月时间教会他们开机、关机、使用鼠标、打开网页、浏览网页、搜索想要看的内容。现在老妈想听歌，就自己在百度搜索一下，什么歌儿都能找到。老爸爱看喜剧电影，新出了什么搞笑电影，他就点击观看。如今家里电脑的利用率比电视机还要高。

每次回家，我都要刻意并很自然地谈论我的工作。老爸喜欢发表意见，我就工作中的一些小事请教他。每当老爸滔滔不绝地表述他的观点时，我感到很幸福，一方面是因为能让老爸重新找到被重视的感觉，另一方面老爸确实能给我提供意想不到的好建议。不是有这样一个故事吗？有个人小时候很听父母的话，长大了则对父母的话产生怀疑，成年后渐渐觉得那些话还是有些道理，再后来就感到，父母的话就是真理，后悔没有早一点听他们的！我何必非到后悔的时候才想起爸妈的建议呢，早一点听就能早一点受益。

此外，我还定期带爸妈去旅游，带他们参观书画展，带他们到环境幽雅的西餐厅吃饭，为老妈报名参加合唱班，给老爸买了辆健身自行车，带他们去医院治疗慢性病，教他们网上购物……一切都是在征求爸妈同意的情况下进行的，我选取的也都是他们感兴趣的事。我向他们解释，老年人要保持上进心，才不会显老，爸妈非常同意我的观点。

我最大的心愿就是希望自己的父母及天下所有的父母与时俱进，畅享人生，老有所为，老有所乐，发挥特长，发挥余热。因为，夕阳虽已近黄昏，但是黄昏却也无限好。

家乡的车前草

杨 华

车前草，我的家乡俗称它为牛舌草、猪耳朵草。绿绿茵茵地匍匐在地上，它没有芬芳艳丽的花朵和沁人心脾的花香；它默默地生长在山野、屋角，与世无争，毫无所求；只要有一粒种子，它就能茂盛地生长，冬去春来，年复一年。

说起车前草，我的思绪就回到了过去，回到了儿时听祖母讲故事的画面。祖母是旧社会的大家闺秀，识过字，有一定的文化。那时的我总是喜欢趴在床上听她慢条斯理地讲故事。虽然我不曾记得故事的细节，但是我总能在祖母的故事声中甜甜地睡去……传说汉代名将霍去病，带兵抗击匈奴，被困山凹沟箐之中，由于缺水，时间一长，将士们纷纷病倒。在危难之际，一部下发现战马由于吃了一种生长在战车前面的叫不上名字的野草而安然无恙。霍将军立即命令将士用这种野草煎汤喝。说也奇怪，将士们喝了这种野草汤以后，疾病皆奇迹般地痊愈了。霍将军大喜，故将这种野草取名为"车前草"……也就是那时，我在祖母的故事中知道了车前草，知道了一种可以入药的草。我时常会房前屋后乱找，采上一小簸箕，跑到祖母跟前说"我采到车前草了"，然后静静地等待祖母的夸奖。

99

祖母虽然没有学过医，但是从小跟着老中医给人看病，久而久之，也懂得了很多中草药。我时常看到祖母用车前草，搭配着蒲公英、马齿苋，以及路边田埂上叫不上名的野草、野花，东抓一把，西挖一棵，总能为乡亲们缓解病痛。在那缺医少药的年代，祖母的威望很高，乡邻四村，无论大事小事，小痛小痒，人们都要找她。那时，无论男女老幼都尊称祖母为二奶，因为祖母通情、贤淑、乐于助人，为乡亲们治病，从不收钱。祖母常说："人穷不要紧，但医德是万万不可少的，要先学会做人，再学会处事。"祖母劳累了一生，到了晚年仍是清贫。她在 87 岁那年辞别了人世。她的一生是平凡的、坎坷的，正如家乡的车前草，一生默默无闻。

等待一生的奇迹

雷长江

那一年，谁也不曾想到天真活泼的我突然得了一种怪病，以至于不能正常走路，令我的父母愁眉紧锁。那时每逢寒暑假，父亲就带着我寻访名医，走遍了大半个中国，终究没有找到对症有效的办法。母亲每晚都要烧一盆热乎乎的洗脚水，为我热敷揉搓，仿佛一觉醒来我已是他们健康如初的翩翩少年，然而奇迹始终没有出现。

青春花季在我的心底悄悄黯淡，不屈服的心隐隐约约有一种向往，幻想着有一天能考上医科大学，将来为那些和我一样的人解除病痛。当我磕磕绊绊读完了书，梦想却相隔千万里，总是那么远，我与它无缘。但我依然感谢命运让我在灰暗的天空里看到一抹蔚蓝，我拥有了一份衣食无忧的工作。

拖着病残的身体，直到二十九岁我才迎来了爱情，拥有了自己的家。她娇小玲珑，生活中善解人意，像天使一样每天播撒着爱的阳光，让我们沉闷的婚姻充满了亮丽的色彩。携手一生的誓言里我是她心中最重的牵挂，她说要好好照顾我一辈子。为了那份承诺，婚后，她自学了针灸、按摩、推拿，一到晚上我就变成她最知心的爱人患者。先是数十根银针轻轻扎在我身体的穴位上，疏通经络，之后给我用力按摩做推拿，活血化瘀，目的只有一个，希望我早日摆脱疾病的困扰，奇迹般地健步如飞。

如今，我们的婚姻已经走过了十五个年头。十二岁的女儿，聪明伶俐，乖巧可爱。她和我心有灵犀，我当年的梦想不知啥时成为她心中的愿望。她的理想是长大后当一名医生，利用最先进的医学技术，从她稚嫩的腿上将细胞移植过来，种在我的腿上，好让我像正常人那样陪她跑步、踢毽子、做游戏。那是她在电视上看到一位伟大的母亲割肝救子的故事之后，趴在我耳边偷偷告诉我的。

这些年，父母亲为了我白了头，依旧默默盼望；患难夫妻共修福，依旧温馨美好；女儿像小棉袄贴心贴肺地暖，依旧值得期待。我知道那等待一生的奇迹已经埋藏在亲人的心里，其实那些裹在凡俗日子里的爱，才是最美的奇迹。

乐在"棋"中

姜振坤

每逢陪爷爷对弈，总得暗地里按照爸爸预先关照过的那句悄悄话去做——"要注意让爷爷几招"。长此以往就成了一个习惯——与爷爷下棋非得让步不可。其实，我内心里装有一把尺子——既巧妙地与爷爷周旋，又要退让得不太明显。

记得爷爷刚刚退休回家的那阵子，时常大发牢骚，发起火来既振振有词，又声音洪亮，足以显示出他还"不减当年之勇"。

不过任凭他怎样自信，退休毕竟就是退休，一帧印有朱红大字"光荣退休"的退休证嵌挂在西房门头上，却是无可更改的。

随着时间的流逝，爷爷的火气逐渐不那么旺了，倒反而变得有些萎靡，显得空虚、寂寞。有一次，他与奶奶为一件小事争执起来，却只说了几句就不作声了。经邻里建议，我们送他去了医院，医生诊断为老年性抑郁症。

爷爷没有特殊的嗜好。他既不爱抽烟，又不嗜饮酒，闲暇在家无事可做，常常固执地呆望着天井里花台上的那株腊梅树。一次，爸爸从扬州出差回来，将新买的一副象棋递到我面前说："大坤，去和爷爷下几盘吧。"

从此，我一有空就找爷爷下棋，爷爷也很快迷上了下棋。后来，爷爷不仅爱下棋，而且在棋艺上也很精明果断、灵活多变。尽管如此，他仍不是我的对手，几经角逐，便间歇地哀叹。我心想：爷爷叹惜的不仅仅是"棋运"吧？于是，我小施妙计，故意走几步令人啼笑皆非的闲棋，故意舍车丢马或弃卒失炮，眼看原来略胜一筹的阵局面临溃败之势。这样做，自然是为了让爷爷"获胜"。

但不知怎的，爷爷似乎发现了其中的奥秘，有时挺不高兴地板起脸说："你老是在让我，我不跟你下了！"

"不不，您多想了，我并没有让您呀，那是您老棋高一着、老谋深算。"

于是，在以后的对弈中，我也注意方法，偶尔赢上一局两局的，而且尽量显得赢得颇为费力，多数情况下还是让爷爷获胜。就在这输输赢赢、说说笑笑中，爷爷平素里的牢骚、哀叹、郁闷渐渐地消失了，取而代之的是乐观、豁达、愉快。而我们全家，也在让爷爷获胜的过程中获得了欣喜和欢愉。

运动篇

种菜乐

易定国

搬进新居后，一个偶然的机会，一位菜农朋友让出几块菜地借给我种菜。从此，我的退休生活，便多了一种绿色的情趣和收获的快乐，困扰我多年的一些老年慢性病，也在菜园劳动中不知不觉地得到缓解。

经过一年多的辛勤耕耘，几块菜地在四季变化中，长出许多不同品种的蔬菜，不仅满足我家每日三餐的食用需求，一些亲戚朋友也跟着受益。他们特别乐意接受我送去的蔬菜，虽然不值几个钱，却是无化肥、无农药污染的绿色食品，大家其乐融融地和我共享劳动的果实。

走进我的菜园子，会亲身感受到植物生命的多姿多彩。春季，我在菜地上种植了十二个品种的瓜果蔬菜。进入夏天，它们在阳光雨露和有机肥料的滋润下，无不争奇斗艳，彰显蓬勃生机。黄瓜花星星点点，丝瓜花招蜂惹蝶，豆角藤迎风攀登，扁豆花芳香四溢，茄子、辣椒、番茄枝头悬挂累累果实，芋头硕大如伞的绿叶上滚动着晶莹的水珠……我每天都要尽情地观赏它们，观其各有的勃勃生机、有香有色的袅袅娇媚之态。此时，我的心境恬淡宁静，知足知福之感油然而生，任它滚滚红尘功名利禄、世态炎凉，此刻这一切皆与我无关。

我善待这群有生命力的蔬菜，每天要在菜园待上两个小时，为这群绿色的生灵松土、浇水、施肥、除虫、除草。每当获得它们丰厚的回报时，我会感到无比的欢愉和快乐。

种菜乐，乐在健身。古人云，"心可逸，形不可不劳"，"常亲小劳则身健"。有资料介绍，当前大多数都市白领普遍患有慢性疲劳综合征，患病原因是与缺少体力劳动有关。适度的体力劳动能够解除疲劳，是因为它加速了血液循环，调和了脏腑，改善了机体供血供氧机能。当机体有了充足的氧供时，就会神清气爽、精力充沛，使疲劳感不翼而飞。我在菜园劳动时会无意识地做些下蹲、抬头、仰脖、弯腰、挥臂的动作，加上在绿叶藤架中行走，呼吸它们散发的负氧离子，此时的身体比呆在家里久坐的感觉要好。一年多的菜园劳动使我的身体正朝健康方向好转。老伴说我面色红润了，脸也长胖了，听了这样的评价，我从心里感到高兴，健康的身体是用多少钱也买不来的啊！

跳舞让我重拾健康

祥 华

八年前，我开始学习跳舞。如今，我虽年近花甲，但头发乌黑，精气神十足。一些多年不见的老友，碰面总是十分惊奇地问我："你不是患有心脏病吗？一点都看不出来，你怎么越活越年轻？"在他们眼里，似乎得了心脏病，就成了药罐子、病秧子，就与健身运动无缘了，人也会变得老态龙钟，如日落西山。其实不然，即使患有心脏病，也能通过积极健身，恢复健康，在这方面我有深刻的体会。

1993 年，我退休之后，学习、工作担子陡减，原来有规律的生活被打乱，突然闹起了心慌，躺在病房里，每天吸氧、输液、打针，如同废人。经过一段时间的治疗，效果不是很明显。我了解到，我的病属于老年期功能性病变，于是要求出院，回家慢慢调理。

回家后，我的身体很虚弱。我不甘心如此下去，听病友说，锻炼身体能使机体新陈代谢得到改善，有利于心脏健康，我想试着锻炼锻炼。看到别人露天跳舞，我就站在旁边，一边看，一边跟着用心去比画。后来，我开始学习三步、四步舞的基础步伐。几个月后，我就能和老友们一同跳舞了。虽然我的步伐笨拙、舞技生疏、反应迟钝，但是我却有信心坚持下去。我制定了跳舞锻炼计划，每天早晨练习1~2个小时。这样，我一边服药，一边学习跳舞。出院时，我每天要口服十几片治疗心脏病的药，开始跳舞后，我在医生的指导下，半片半片地减药，一个月一个月地调整。一年后，我的药量已减到了最少。复查身体，心脏功能有了很大的改善，心慌的症状早就无影无踪了。那一刻，我的心情像天空一样晴朗，真正体会到跳舞也是一种治疗手段，它可以磨炼韧性，可以防病、治病，对于修身养性、开阔胸襟、协调机体也大有益处。

开始，我跳舞只是为了强身健体，后来，渐渐对跳舞产生了浓厚的兴趣，把提高技艺当成一种追求。我逐渐学会了三步、四步、十六步等技法，也能够辨别音乐的节奏、踩点、顿挫。每取得一点一滴的进步，都使我兴奋不已。

跳舞其乐无穷，这是非"行里人"所能体会的。一旦进入跳舞角色，脑子里除了如何跳好舞之外，什么烦恼、杂念全抛到了九霄云外，此乃一乐也。听到旁人夸奖，说你跳得不错，尽管嘴里谦虚"没什么"，脸上却早已眉开眼笑，二乐也。一个人整天在快乐的氛围中生活，通体宽舒、五内欢达、祛病强身、延年益寿，三乐也。跳舞八年，就是与病魔的"八年抗战"，我大获全胜，身体各方面都有了质的变化，不仅每年身体检查都基本正常，而且睡得香、吃得好，身体灵巧，心情舒畅。

虽然这不算什么成就，但是对于我这个"花甲"之人来说，却获得了一份用金钱难以买到的愉悦和健康！

静坐半小时，精力更充沛

梅承鼎

那天，我偶遇成功商人老于，他虽然五十多岁了，但是看上去却比实际年龄要小。只见他一会儿接待客户，一会儿审阅信函，一会儿又很利索地在秘书送来的文件上签字，工作显得从容不迫、得心应手。我忍不住问他："你每天处理这么多繁杂事务，怎么还如此精力充沛？"

他笑道："我刚刚经商时，忙得晕头转向焦头烂额，总是感到精力不济。后来，我那任中医师的老邻居传授给我一招快速消除疲劳的良方，就是在工作中感到疲倦时，闭门谢客，静坐半个小时，微闭双目，意守丹田，摒弃一切私心杂念，尽量让大脑停止运转，不再思考任何问题，如果时间不允许，哪怕静坐 20 分钟也行。静坐之后，我的精力马上可以恢复到最佳状态。我再接着工作，依然是精神焕发，仿佛充了电一般。之后，静坐养神便成了我恢复精力的一个绝招。所以，我现在可以连续工作几个小时而不感到疲劳。"

老于这招不花钱的养生之道，确有科学道理。中医讲究心平气和，因为只有心平气和，才可使血脉畅通，疾病也不容易发生。相反，如果心浮气躁，则必然导致百病丛生。那么，如何才能心平气和呢？静坐也就是最好的办法。尤其是在自感疲劳的时候静坐，效果特佳。当我们还没有学习静坐之前，身上的毛孔是闭塞的。当静坐日久之后，我们就会觉得浑身的毛孔畅通无阻。静坐到了一定的程度时，会感觉气沉下丹田，腹部变得充实，好似有一股气体充盈其中，呼吸也会均匀而又细长，好像生命的节奏变得缓慢而从容。中医称这种状态为"补神"，它能不断地充实人体内的正气。正气存，则邪不可干；正气存，则精神焕发、身强力壮、百病不侵。

临床研究也证明，静坐不但可以消除疲劳，而且对于某些慢性疾病有着良好的治疗或辅助治疗作用，比如肠炎、气管炎、肩周炎、腰腿疼痛、慢性肾炎、慢性肝炎、关节炎及冠心病、高血压、动脉硬化、美尼尔氏综合征等。如果能每日坚持静坐，对身体健康的确大有好处。

奥运让我收获健康

关 邑

我是一名文秘，上班坐在办公室里敲电脑，晚上坐在电视机旁瞅屏幕，加上一生酷爱球类运动，算得上是半个球迷，碰上精彩球赛，会通宵达旦，不分昼夜。由于不爱运动，久看伤神，久坐伤骨，加上经常熬夜，因此身体每况愈下，不到"知天命"之年，便发白齿缺、老气横秋了。

2001 年 7 月 13 日晚，当国际奥运会主席萨马兰奇向全世界宣布中国北京获得第 29 届夏季奥运会的主办权时，我激动得流下了热泪，为了祖国百年奥运梦想的实现而骄傲，也为自己想当一名奥运火炬手的理想终于有了盼头而兴奋。

想当一名奥运火炬手谈何容易。当时我的体质很差，回家爬上六楼气喘吁吁，有时还得扶着楼梯休息一会才能到家。从超市背一袋 10 千克的大米回家，累得上气不接下气，不到 500 米距离，中间要歇息两三次才能到家。

但申奥成功给我注入了精神动力。从那时起，我就开始每天早晨起来锻炼，先是学习打太极拳，接着又练习跑步，绕着楼下百花园跑，一圈、两圈、三圈，快走、慢跑、快跑……有了目标也就有了动力，持之以恒，坚持不懈。跑步的路程也在一天天地增加。几年过去了，我竟然坚持了下来，夏练三伏，冬练三九，成了百花园里练跑常客，也结识了不少跑友。

坚持到今天，我居然能在近花甲之年一口气跑上五六千米。长期的体育锻炼，让我收获了人生最大的财富——健康，结束了过去"排骨"和"病夫"的形象。我的双腿和两臂长满了结实的肌肉，白发少了许多，脸上的皱纹似乎也舒展了一些，还真有点"返老还童"的架势。这些变化还引来不少朋友向我请教养生之道。身体健康了，思想境界也高了，我不再"鸡肠小肚"，变得热情大方，不再多愁善感，变得心向阳光，对金钱名利等身外之物看得淡了，比过去活得明白了。真是养成一个好习惯，就会获得一个好性格；获得一个好性格，就会拥有一个好心情。

经过努力，我虽然没有当成奥运火炬手，但是我仍然要感谢奥运，因为是她改变了我的人生轨迹，给了我健康，给了我信心。

我的养生经——多爬楼梯

俞学强

八年前，我和老伴退休后来到女儿家所在的城市照顾外孙女和孙子读书。老伴腿瘸不便，女儿家在五楼，一般人都说我们住五楼太高，应该住一楼才合适，我们不以为然。

老伴原在县医院工作，12年前突发脑溢血，不省人事，住院治疗5个月才得以康复，却留下左脚瘫痪的后遗症，走路慢悠悠的。为了保养好身体，防止疾病复发，我们很注重科学养生，自费订阅《民族医药报》、《益寿文摘》和《养生月刊》等保健报刊。经过多年的学习，我们逐渐懂得加强锻炼对病体康复大有帮助，还知道经常爬高层楼梯是一项疗效独特的健身活动。而且高层楼房空气比较清新，噪音比较小，蚊蝇比较少，安全性高，又不容易受潮，因此我们对居住高层楼房情有独钟。

我们老两口来女儿家生活已经8年，女儿和姑爷都说我们的气色神态比以前好多了。有两个从家乡来的人在菜市看见老伴时更是惊讶地说："你比以前在家那阵儿好多啦。我们还以为你走不了路呢，现在居然能来市场买菜，你调养得好啊。"我们也确实觉得身体越来越好，原来两人都有高血压，如今药量已减少三分之一，血压稳定在120/80 mmHg左右，应该说是经常爬楼梯的收获啊！

现在我们真正体会到住在高层楼房的好处了。一是自然环境优于低层楼房，二是身体得到有益的锻炼，这种锻炼明显胜过其他锻炼。因为它寓于日常生活之中，即在日常生活中自然而然地得到锻炼，不像别的项目需要刻意花时间去做。譬如，我每天接送外孙女或孙子上学，早、中、晚3趟，往返上下楼6次。老伴去买菜，晚饭后下楼散步，一天上下楼2次，铁定不变，天天都要做的。这使得我们的锻炼做到有量、有度、有恒。科学养生观点认为，做到这三点是祛病强身的关键所在。还有人老脚先衰，抗衰老锻炼双脚是第一要务，而居住高层楼房正是达到这两个目的的最佳选择。

我们已经居住在五楼8年，也就是说，我们爬楼梯8年，换来比8年前更好的身体，这是用金钱买不到的宝贵财富啊！因此，我们由衷地感到，家住五楼，多爬楼梯真好。我们是病人尚且受益，常人更不用说。何况现在的住房大都向高空发展，家住高楼已成为趋势和时尚。为了强身健体，更应该少乘电梯，多爬楼梯。

巧手矫正近视眼

吴 慊

我是一名在校高中生，学习之余，跟随外公学习传统中医，用手法防治近视眼，不仅治好了自己的近视眼，还治好了多位患者。该手法简单，效果显著，大家不妨一试。

医者与患者面对面坐在矮凳上。

第一步：用右手顶住患者左膝，左手中指在患者腓肠肌近端，也就是中医称之为"委中穴"的地方，用力按压一下。这个手法叫"千里正骨"。

第二步：用左手中指和食指掐住患者腓肠肌腹中部的肌索往外一拉，这叫作"伯乐驯马"。因为这个位置在"承筋"，穴旁的腓肠肌索内，由于该点不在筋络上，所以中医称之为"兜马肚"。

第三步：用右手托住患者左手腕部，在患者掌背的食指与中指、中指与无名指、无名指与小指指尖皮肤边缘处，用左手掐按三处。中医称这三处为"仙三关"，所以叫作"仙过三关"。

第四步：掐按手掌头状骨、手舟骨、月骨的结合部，就是"阳池"穴下诸骨位置处。

第五步：掐按手骨背面第一掌骨近接指骨远端筋膜，距"合谷"穴的拇指根处。

做完后，按上面的步骤再换到右侧做一遍。

一般来说，对于双眼视力低于 0.2 的患者，经过 15～20 天的矫正，可达 1.0～1.2 的视力，坚持不断地矫正，可望达到 1.5 的视力效果。

手握相机乐逍遥

王 弋

人老了，没事喜欢到处走走，看到不少"镜头"，值得拍下来发表在报刊上。

这天去晨练，我向儿子借了台数码相机上了路。在社区公园一角，见一群老人在引吭高歌。一个个神采奕奕的样儿，实在让人感动，这不就是现代老年人幸福生活的生动写照吗？我马上掏出相机把这个场景拍下来。

走到市河的一座小桥上，见河里一位环卫工人站在小船上边捞垃圾边朝河岸住宅楼上喊话："哪户人家缺德，垃圾袋不丢进垃圾箱，扔下河，难捞！"我当即觉得，这是配合创建卫生城市宣传的好素材。再则，一叶扁舟，河水悠悠，环卫工人身上金黄色的工作服鲜艳夺目，背景还有一棵绿油油的小树，拍成照片肯定漂亮。我赶紧对准镜头连按了三四下。

回家后，我以《老人练歌，晨曲嘹亮》和《垃圾乱扔，打捞费力》为题各写了几十字的说明，用电脑传给市里晚报，想不到第二天就登出来了。

从这以后，我隔三岔五地把儿子的相机拿来，先后作了《鸟笼满树，也需减负》《老年讲坛，其乐融融》《大树被箍，建议松绑》《小摊馄饨香》《练铁球的九旬翁》《退休老人玩空竹"玩"到了北京城》等十几篇图片新闻报道，不仅刊登上了市里的日报、晚报，而且几个中央级的大报刊也清晰地刊登了出来。熟识我的人见面都夸赞不已，我心里更像吃了蜜似的甜。

长期"爬格子"，好歹练就了一双"新闻眼"。生活中哪些镜头能上报刊，哪些不能，一眼还是能看出个八九不离十的。常与摄影记者接触，对拍照的一些技术要领，诸如角度、焦距、光圈等，多少也有些数，再稍钻钻，"玩它"基本不成问题。随着年龄的增长，身体又不太好，前年因患癌还开了刀，说实话，如今再搜肠刮肚去"写大作"，真有点害怕，但看到一些好"东西"，不报道出去心里又难过。拍照片，既省心爽神，把它作为报道又能给人真实的感觉和亲切感，自己还能陶冶情操、愉悦身心。多些户外活动，对健康也大有好处。反正我是个退休老人，又不是专业摄影记者，拍到新闻照是"赚"的，拍不到是玩的，即使拍照，我也从不虚张声势摆布人家，而完全靠现场"抓拍"。如此，拍出来的照片，更生动自然。发出去报刊用了，我心欢畅；用不了，也没有压力，快活悠悠乐逍遥。

讨饭要有个拐棍，拍照离不开相机。老向人借机子，麻烦，误事。我咬咬牙，掏出"老本"，到商场拣只"称心的"，爽爽快快把它买了回来。

想我这辈子，笔杆子"玩"了近五十载，往后将改"玩"照相机了。这人生的最后路程，我一定要潇潇洒洒走到底。

甩手运动治愈肩周炎

刘承贤

我今年70岁，于1991年11月患肩周炎，经一年服药治疗，结果无效，深感痛苦。后来，我想起了民间流传的一种健身运动——甩手功。据说，甩手功有利于人体新陈代谢，行气活血，疏通经络，增强体质。我想，甩手运动和肩部互有关联，即使其对肩周炎不起作用，也会起健身作用吧。于是，我从1992年10月起开始做甩手运动，同时也不服药了。自此之后，病情日渐好转，到 1993 年 2 月，我所患的肩周炎，竟奇迹般地不用药物而痊愈了。我的做法如下：

第一步：两脚站开，宽度与肩阔相等。两手伸直，手与胸部成直角（90°），手心向后，做前后摇摆（甩手）。

第二步：两手伸直，左右摇摆，手张开时与胸部成直线（180°）。动作时两手交叉于胸前。

第三步：首先，左手叉腰，右手伸直做圆圈运动。先以手向前做圆圈运动，再向后做圆圈运动。其次，右手叉腰，左手同右手一样做圆圈运动。圈数多寡自定之。

甩手运动简单易行，每日两次，每次 5～10 分钟。每天早上起床后和晚上就寝前行之，贵在持之以恒。进行初期，肩部还疼痛，动作宜缓慢。病情逐渐好转之后，动作可加大加快。在做甩手运动的同时，随之伴做健身运动，如广播体操之类，可收强身健体之效，达到延年益寿的目的。

好好锻炼，天天坚持

李小芬

可能我真属于"好了伤疤忘了疼"的那类人。今天中午，当我浑身无力地叫苦叫累时，老公发出一阵深深的叹息："唉！为什么不见你锻炼身体了？就打算天天窝在电脑前，让健身计划再次泡汤？没想到你是这种没毅力的人，三天打鱼两天晒网。"面对老公的批评，我不敢辩解。我知道我错了，我又把自己的身体当成了一个可有可无的零件，只使用不维护，更没有爱惜。

记得"五一"前，单位统一组织体检，我的身体查出了四项毛病，而且有一项症状不好，医生要求二次复查。等待复查结果的那几天，我闷闷不乐，时刻担心着自己的身体，更加后悔自己平日里不爱惜身体。好在复查是虚惊一场，如释重负的我为了身体的美好未来，立刻制订了详细的健身计划，并依照计划天天坚持，把锻炼身体当作了生活中唯一与上班并列的头等大事。

可惜，是怎样疏于锻炼并渐行渐退我已经不清楚了。只知道，我每晚坐在电脑前的时间越来越长，以至于都忘了起身锻炼，只是习惯性地不停顿伏案。后果当然很糟糕，我的腰开始发难了，疼痛的范围越来越大，疼痛的频率也越来越快，直到把我逼到了医院。医生做了检查后，诊断是腰肌劳损，让我注意调节。我乖乖地听从，但也只是老实安分了半个月，就又故态萌发，直到把自己弄到现在这样眼睛花、脖子酸，整天浑身无力的境地。

"做任何事都贵在坚持，你怎么毫无毅力呢？像你这样透支自己的体力，迟早疾病会来纠缠你。你以为得病的滋味好受呀，看你那些天，脸上的笑容一点不灿烂，害得家人都惴惴不安为你担心。原以为你痛定思痛，会为自己着想，没想仅过了半个月，你就只打雷不下雨了。想当初，是谁信誓旦旦地对家人宣布'我为家人保健康'来着？原来你也是做表面文章的人。"老公看我不吭声，忍不住对我进行了"健康主义大教育"。

我低下了头。是啊，做事不在大小，重要的是坚持。以后的日子，我要好好锻炼，天天坚持，把健身行动当作生活中不可缺少的一个环节。比如，下班后，在路边的健身器材上晃一段时间，吃饭后出外散步半小时，晚上在阳台上踢毽子、跳绳，再抽时间做做按摩操。不占用太多时间，难度也不大，只有不懈怠、不懒惰，才能将健身行动坚持到底。

坚持按摩身体棒

李 贵

我曾患过胃溃疡、慢性肠炎、慢性荨麻疹、腰椎骨质增生、肩周炎、痔疮、高血压等，除腰椎骨质增生，服用家传树结汤治愈外，其他病均通过自我按摩而治愈。后来我便将按摩作为养生保健的好方法，持之以恒地坚持应用。

我主要按摩的部位有颈部、上肢（小臂内外侧）、下肢（小腿内外侧）、脐部及相对着脐部的背部等。

通过多年的按摩养生保健实践，我有这样的体会：

（1）按摩可疏通经络，调和气血；

（2）按摩可平衡阴阳，增强脏腑功能；

（3）按摩可提高免疫力，防病于未然；

（4）按摩可润肤养颜，延缓衰老。

更感到欣慰的是，许多病友、朋友跟我学会这套按摩养生保健方法而应用于实践，也取得了满意的效果。

登山六十载，老汉身心健

刘彦骅

我是地质勘探队员，人们戏称我们这一专业的人为"爬山匠"。我从工作开始到 60 岁退休，每天都要到山上去操作钻机，不分昼夜，风雨无阻；每天跑步、爬山，或是下坑道，成了家常便饭，所以我的身体很健康，肺活量也比一般人的大。1993年退休后，我开始每天到家附近的山坡去散散心，逐渐地把游山、爬山当做一种养生方法，每星期都会爬上1~2次。算起来，我从1952年参加工作到现在坚持跑步、爬山已经快60年了。

爬山有四大好处：

一是山上空气新鲜，有利于心肺健康。每次爬山我都要选择树木葱茏的山路，一边爬山，一边做深呼吸。我认为，高山之上，有树木，有花草，山上尘埃污染少，富含氧气，特别是小雨过后，负氧离子增多，有利于心肺功能。俗话说："常在花间走，享年九十九。"

二是使心情愉悦、舒畅。高山之上，视野开阔，使人的胸襟变广豁达，加上幽静恬谧的环境，使人心情愉悦、怡情逸性，还可以安定情绪，使气血顺畅。

三是清醒头脑，调节视力。离开城市的喧嚣和嘈杂，清幽静谧的环境使人的大脑得到充分的休息，加之空气中富含大量的氧气和负氧离子，更使大脑得到充分的补养，因而起到清醒头脑的作用，同时还可以治疗失眠和心烦。每次爬山，我都在山上小睡一会儿，吃点东西，喝点饮料（夏季还吃点水果），以补脑养神。登到山顶时还会驻足远眺，以调节视力。

四是增强腿力，健体防病。登山是一项全身运动，在登山过程中，呼吸加深，心率加快，肺活量增大，气血循环得以改善，新陈代谢加快。同时，全身的关节、肌肉都参与运动，得到全面锻炼，因此可以增强体质，提高免疫力，预防疾病。在坚持爬山、跑步这60年里，我很少生病，也没有器质性的大病，偶尔不小心患上风寒感冒，吃2~4片克感敏，喝一碗开水，发一身汗就好了。

因为山高气温低，人体阳气内敛，耗散少，所以居于高山上，或经常爬山的人，大多会少病而长寿。因此，老年人在条件允许的情况下，经常爬山养生锻炼，有利于健康，也能延长寿命。

搓脚搓出健康来

路乃贵

年轻时，我工作忙、事业心强，大部分时间在外出差，回到家也都是忙于工作，家务重担全部落在老伴身上。那时收入少，老伴除了忙家务事，要上班又要照顾4个孩子，还要经常做些针线活儿，孩子们的内裤、鞋子也多出自老伴之手。老伴是个要强的人，什么事情都不肯落后。日久天长，生活的重担、过度的劳累，使老伴生了很多病，也动过几次手术，现在年老退休在家，常常疾病缠身，免疫力几乎下降为零。

退休后，一次偶然我在报纸上看到一篇报道谈到，搓脚心不仅可以提高免疫力，还可以辅助治疗多种疾病。后来又看了几篇文章，都写到人体脚心穴位多与内脏相连，尤其涌泉穴是少阴肾经的起点，搓脚心、拽脚趾，滋阴补肾，颐养五脏六腑，可防止早衰，促进睡眠，有益健康。

之后，我每天晚上为老伴搓脚心、拽脚趾，从不间断。先用左手搓左脚心和脚内侧10分钟，后用右手搓左脚背和脚外侧10分钟，再用左手拽两脚脚趾20次。左脚搓后，用左手搓右脚心和脚外侧10分钟，再用右手搓右脚背和脚内侧10分钟，最后用左手拽各脚趾20次，每次都要搓至发热。

未搓脚之前，老伴每年都感冒几次，有时注射丙种球蛋白预防感冒，收效也甚微。自搓脚以来，连续三年，老伴都很少患感冒，而且食欲大增，睡眠香甜。我们每次搓脚都是在晚饭后休息时，老伴躺在沙发上看电视，我给她搓脚，那份温馨弥漫在小屋，那份情趣缭绕在心头。看着老伴的笑容和逐渐健康起来的身体，我那份惬意，充盈在心头。老伴，这也是我对你年轻时辛劳的一种补偿回报吧！

搓脚心，增强了健康，增进了感情，何乐而不为呢？

单车游，健身乐

李　建

"一日四十里，似在画中游；强身又健体，疾病全溜走。"这是我在骑自行车回家途中作的一首打油诗。我在一个县城供职，妻子在乡下老家教书，两地相隔十几千米。同事们都劝我托关系把妻子调到城里来，可我却对此不以为然，数十年如一日骑自行车奔波于城乡之间，仍旧乐此不疲，因为它带给了我无穷的乐趣。

每天下班骑行在乡间公路上，神清气爽。春天路旁桃红柳绿，秋天硕果累累，在欣赏田园风光中不知不觉过了一村又一庄，直到看到家门口妻子脸上灿烂的笑容。而更多的时候，我则把骑自行车回家当成一次锻炼、一场比赛，比速度，比耐力，努力超越前面的每一个人，不断创造新的骑行纪录。有时我甚至把回家的路当成环法自行车赛的一段平原赛，其中运动的快乐令人心怡。尤其是盛夏时节，在蝉鸣的伴奏声中大汗淋漓地回家后，痛痛快快地洗个热水澡，那个美劲儿简直无法形容。

严寒酷暑、狂风暴雨等一个个拦路虎也给我出了很多难题。每当遇到这种恶劣天气，我总是从容面对，绝不向困难低头，依靠顽强的毅力和斗志最终战胜它们。十几年的自行车骑行给了我一个强健的体魄，一个拼搏进取的人格精神，因此我把骑自行车回家戏称为"快乐城乡游"。

引吭高歌益身心

铁　鹰

有人说，歌唱家的平均寿命比普通人长 10 年，对此我深信不疑。王昆、郭兰英等老一辈歌唱家年届八旬还能登台高歌，就是最好的证明。

感谢父母给了我一副好嗓子。凭着浑厚的男中音，我参加过不少正式的演出，也时常在各种联欢会上亮相。我用歌声给他人带来欢乐，也换来自己的身心健康。

我最大的体会是，唱歌可以缓解压力，宣泄心中的怨恨和懊丧，调整情感。刚参加工作时，我一个人到了远离家乡的边城。那时写一封信要半个月才能收到回信，遇到不快时很难向知心的人倾诉，再加上日夜想家，情绪波动很大。幸好我喜欢唱歌，心情舒畅时唱，精神萎靡时也唱，唱歌让我的生活充满阳光。

我喜欢唱军歌，不仅是因为军歌高亢响亮，适合自己的嗓音，而且总觉得军歌内容健康，催人奋进。研究发现，健康的歌曲对大脑和脑干的网状结构有健全作用，能使脑电波活动更规则、更稳健，也可调节自主神经功能，缓解血管张力，还可促进消化液的分泌，利于消化和吸收。每当我深情地唱起《说句心里话》时，就感到周身的血液流动加速；每当我激动地唱起《小白杨》时，就感到又增添了前进的信心和力量。

其实，唱歌的健身作用，古人早就注意到。《黄帝内经》将"宫、商、角、徵、羽"五音归属于脾、肺、心、肝、肾五脏，五音对五脏的功能有明显的调节作用。专家们说，唱歌时声带有规律地振动、发声，引起胸腔、腹腔的脏器产生共振。脏器的轻振细颤带来微循环的活跃、组织间液流动的加速和实质细胞生物活性的提高，进而增强其功能。对专家们的解释我似懂非懂，但有一点我却能理解，那就是唱歌能加速呼吸系统的"吐故纳新"，提高氧气的利用率，促进体内的新陈代谢，自然也就有利于健康。

在过去的几十年里，我深得唱歌促进健康的甜头，但愿我的体会能引起更多人的兴趣，让大家都来引吭高歌。

晨练让我更健康

乐之明

每天太阳刚刚升起时，在县城中心广场边，我都跟随着一位 80 岁的老太太翩翩起舞。身后的山上桃花点点，眼前柳枝拂动，湖水波光粼粼。迎着春风，一套健身操做下来，再喊上几嗓子，那感觉真是美极啦。

我是两年前开始晨练的，那时我已经被胃病折腾了七八年。严重的胃肠胀气，常使我寝食难安。虽多方求医问药，但症状依旧，人都瘦成了一条杆儿。退休后有了时间，听说运动可以活动血脉，帮助消化，强体健胃，便有了晨练的想法。可又担心 40 多年的慢性肾炎，一个与运动绝缘、20 多年肾功能不全的病人去运动，会不会使病情恶化？经反复权衡，我选择了运动量相对适中的保健操。晨练半年后，我例行检查，化验结果显示，肾脏功能无大变化。有了适当运动不会使病情恶化的底线，我心里有了底。

刚加入晨练的时候，用练友们的话说，我脸色灰中带青，十分难看。每天，我从钟山穿过，为的是找个没人的地方吐吐气，不然，恐怕 40 多分钟的操，会因胃肠胀气而坚持不下来。记不清有多少回，实在支持不住了，只好临阵脱逃。就这样强迫运动、挣扎锻炼，经过一年多，身体有了起色。第二年冬天，胃病症状大大减轻，胀气也少多了。症状的减轻，让我感到满足和快乐。

现在，练友们都说："人胖了，气色好多了，与刚来时比就像换了个人一样。"坚持晨练两年，我饭吃得多了。偶有鼻塞流涕，一两天就好；不再频繁地感冒发烧了，体质有所增强，仅存的肾脏功能趋于稳定，并给可逆和恢复带来了希望。不断增强的信心和希望，成就了一个慢性病人的幸福源泉。

晨练对于我，看似简单却不简单。刚开始时不啻天天去受罪，硬着头皮坚持下来，渐渐地就成为一个期盼、一种享受。那位耳聪目明、思维敏捷、身强体健的80岁老太太，已经练了40年。我要以她老人家为榜样，每天在初升的太阳下，沐浴清风，伸展跳跃，活动每个关节、每块肌肉，让惬意、健康和幸福的感觉永远伴随我。

步行锻炼赶走失眠

达　明

退休前我在单位担任文秘，由于经常熬夜，生物钟整个给走乱了。晚上大脑处于极度兴奋状态，越困越睡不着，脑子反而更加清醒。第二天，整个人就像霜打了一般，蔫头耷脑的提不起精神。

时间一长，失眠的痛苦真是难以名状，我就吃起了安眠药强迫入睡。这药一吃上，就放不下手了，从50岁开始吃那玩意儿，我也曾想下决心戒了它，可吃药的时间太长了，已产生了极强的依赖性，每天晚上睡觉前，心里老想着那小白药片。

2009年的一天，我偶然看到洪昭光教授写的一本书，讲了克服失眠的方法，其中介绍的一种方法就是步行。于是我想，何不把每天上班的代步工具扔掉，步行去上班呢？我决定第二天开始实施步行上下班的计划。

我家到单位有 1500 米的路程。第一天，走到单位竟用了将近 40 分钟，接着走到我在四楼的办公室时，心脏剧烈地跳动，心像是要蹦出来般难受，嘴里只有吐出的气了。

虽然后来几天更难受，但我依然咬着牙硬是坚持了下来。到了第十天晚上，还不到 9 点钟，睡意就一阵阵袭来。我也没去洗澡，就倒在了床上，竟一下子睡着了，但在半夜还是醒了过来，不得不又吃了两片安眠药，才勉强睡到天亮。

虽然一觉没到天亮，但是毕竟开端良好，我的信心也增强了。我不但每天坚持步行上下班，而且还有意在工作之余散步，加大运动量。只要是在城区办事，我决不坐车或骑自行车。按照洪教授说的，我每天步行的时间绝不超过一小时。从我自身的情况权衡，如超过这个底线，也会对身体有害无益。

自开始步行后到退休，我的身体素质得到很大提高。现在上楼，我都是一步迈两个台阶，而且心平气和，每天晚上的用药量由原来 5 片逐渐递减，一月比一月减少。2011 年，我彻底戒掉依赖了 10 年的安眠药，每晚一到睡觉时间，头一挨着枕头就能一觉睡到大天亮。

自我按摩让我受益匪浅

张立华

用按摩的方法治疗疾病，确是一种较好的方法。它既没有药物的多种副作用，也不用花钱，而且效果很好。按摩能调和阴阳、扶正祛邪、活血通络，提高机体的抵抗力和免疫力。

我今年 80 岁，因为年老体弱，有多种疾病缠身，如颈椎病、肩周炎、慢性咽喉炎、慢性胃肠炎、慢性胆囊炎、慢性前列腺炎等。

每天都要吃各种不同的药，药吃多了，副作用也来了，弄得体质日渐衰弱，真是没有办法。

后来我看到一本书，介绍针对各种疾病可以用按摩的方法进行治疗。我感到非常高兴，当即开始学着做，方法就是揉按局部穴位。先选准穴位，用掌根或拇指按住穴位先按顺时针方向按摩100圈后，再按逆时针方向按摩100圈。力度由轻到重再从重到轻。一天按摩分早、中、晚三次。肩周炎按摩肩井、天宗、肩髃、臂臑等穴；咽喉炎则按摩廉泉、天突、水突、合谷等穴；胆囊炎按摩章门、期门、阳陵泉、胆囊穴、胆俞等穴；胃肠炎则按摩中脘、下脘、胃俞穴、天枢、足三里等穴；前列腺炎则按摩气海、关元、中极、会阴等穴位。要注意的是，过饥过饱以及身体不适时不要进行按摩。

我通过一段时间的按摩治疗后，原有的这些疾病都逐步好转，最后不用再吃药了。现在身体健康了，心里感到非常高兴、非常愉快，人也感觉年轻了许多。

我总结了以下体会：疾病治疗要有一个能够治愈康复的坚定信心；要适当控制饮食，不吸烟，不喝酒，不吃过冷过热的食物及肥肉荤厚、含刺激性的酸辣食物；每天做一些适合身体的体育运动；经常保持身心愉快，情绪乐观，不急躁，不生气，保持心气平和。

治便秘顽症有新招

何兆奇

5年前，我经常被便秘困扰，硬粪粒堵塞肛门，腹胀腹痛，引起肛肠出血、饮食胃口降低、睡眠不佳，痛苦难堪，对我这个年过七十的老年人，这是一个大障碍。有时医生给我开"果导片"、"大黄苏打片"，症状略好，1～2天之后，旧病复发，实难好转。

后来，经我长期探索实践，摸出了"一喝二揉三按四反手"的自我保健法，治疗便秘顽症效果显著。具体操作：在大便前的 3 分钟里，先喝一杯凉开水，人坐在靠凳上，腹部稍挺，两手掌叠起，在肚脐周围顺揉 20 圈，逆揉 20 圈，再用右手掌从胸部至脐下 3 寸从上至下按推 10 次，人直立，双手臂下垂，左右手掌向外翻动 100 下，然后全身放松，随即肛口排屁，便意大增，即可达到大便畅通之功效。

当然，平常多做些促进排便的基础预备，也是十分必要的。如每天至少喝 3～5 杯白开水，早晚 1 杯蜂蜜水。膳食中经常吃点玉米、麦片、红薯等粗粮，吃些黄瓜、土豆、西红柿、苋菜、空心菜、白萝卜、紫菜及香蕉等多纤维果蔬，以利通畅排便。另外，每天坚持半小时以上的散步运动，每天两手指空抓 2 次，每次 100～150 下，以蠕动肠胃促进大便排出。

以上解便秘之方法，诸君不妨一试，对中老年人来说，相信更显效果。

老来健身增活力

贾 绍

我虽然已经年过古稀，但是身体感觉良好，体检各项指标都在合格范围之内。立，腰不弯；走，腿不酸；说，声音洪亮；看，双目明净。骑车一气儿能蹬几十里，上下楼能扛几十斤，能和小伙子们一起爬上县里最高峰1078.5米的顶峰。生命充满了活力，生活也就充满了无穷的乐趣。

我的健身运动是根据自己不同年龄段、不同工作环境、不同季节而确定的。早在 20 世纪五六十年代的青年时期，我在业余时间就经常参加滑冰、游泳、长跑、打篮球及其他各项体育运动。在实行"劳动卫国体育制"时，我获得了国家一级测检合格证书和证章。我现在身体老而不衰，就得益于那个阶段的基础性健身运动。七八十年代进入中年时期，大活动有困难了，我就顺其自然，合理安排时间，培养规律性生活习惯。平时总是和同龄人一起练太极拳、武当剑，打乒乓球、羽毛球等，巩固健身基础。到九十年代退休后，为了避免"人老先从腿上老"的局面出现，我加强了腿上功夫的锻炼，坚持早晨跑步，晚上散步，外出以步代车，远路骑自行车，以增强腿部的力量。几十年来由于坚持健身活动，使我的身体保持健康，到现在还没有老之将至的感觉。

人类无法阻止衰老但可以延缓衰老。我今后健身的重点还是锻炼腿上的功夫。"健身始于足下"，走路是健身抗衰老的一种最佳方式。毛泽东同志的"健身十六字诀"中就有"坚持走步"这一条。医学家讲，人的足底有60多个穴位，密切联系着人体的五脏六腑，被称为"人体第二心脏"。在健身实践中我体会到，悠然自得的慢跑、轻松愉快的散步、舒缓而有节奏的倒走等活动既可使腿脚灵活，又可增加心脏功能。我晨起练一小时，一整天都感到精神焕发，晚上睡觉前练上一小时能安然入眠一夜。

健康长寿就攥在我们自己手里，健身锻炼并不难，我觉得有毅力，有耐心和决心，几十年如一日地坚持健身不辍，就能达到健康长寿的目的。

不花钱也能治好肛门渗液

庄程彬

据了解，目前有不少中老年人患有肛门渗液的难言之疾。我亦是其中之一，特别是久坐、长时间行走，或是天热裤裆里出汗多时，就会从肛门渗出污液，色黄，味臭。严重时，肛周全都湿漉漉的，必须及时地进行擦洗，否则，湿答答的又痒又疼，非常难受。

这些症状随着年龄增长，发作逐渐频繁，痛痒的程度也愈来愈烈，我不得不经常去就医。中医说是气血亏虚，脾虚不纳。西医则说是因为年老体衰，括约肌松弛所至。有的说要像痔疮那么治疗，有的则说必须按肛门湿疹那样内外兼治……结果是中药、西药（内治）都没少吃，熏洗涂擦（外治）不敢稍息，虽可稍解，但就是不去根儿。

一次见保健书中写到提肛能增强括约肌的功能，遂抱着试试看的态度，开始提肛。出乎意料，三五天就初见疗效，半个月就彻底痊愈了。

做法：坐卧姿均可，排除杂念，全身放松，集意念于会阴处，收腹，用力吸气，向上提肛；屏气少顷，然后再随同呼气放松肛门。每天早、晚各做1次，每次提肛36下。如果能经常按揉双侧外膝眼上的犊鼻穴（治括约肌功能减退和消失），防治效果将更好。

此法简单，不用花一分钱，就能祛除难言之疾。提肛法尚能壮阳补肾，增强性功能，对痔疮也有较好的辅助疗效。

钓鱼稳心强体

陆　青

今年我已经73岁了，可身体好着呢。有人问我奥秘，我告诉他们，我唯一的奥秘就是钓鱼。我常说的一句话就是："钓鱼乐啊，其乐无穷！"如果你问我乐在何处，简单地说可以用六个字来概括：稳心、强体和回归。

第一，稳心。退休后，我不去麻将场，专奔钓鱼场。至于钓鱼地址选在何处，可以这样说，以自家为圆心，以骑车一小时路程为半径画圆，在这个圆周上的所有河湖港都是我选择的垂钓点。一般清晨五点半出发，六点半到达目的地，十分钟准备，然后开钓，十点左右返程。在近 4 个小时的垂钓中，思想集中，精力集中，一切忧愁与烦恼，是非与恩怨，统统抛于九霄云外，以平和的心态、纯真的念头、专注的眼神、协调的动作，全神贯注于鱼浮上。我垂钓的目的不在于收获鱼儿的多少，而重在乐趣上，有时即使一条鱼未上钩，只要我找到乐趣，同样是美滋滋、乐悠悠。

第二，强体。我垂钓习惯于立姿。一站就是三四个小时，最多达七八个小时，起初有腰酸腿痛之感，时间一长，上述症状全无。在垂钓的过程中，能较好地促使全身血液的循环，适时变换上肢、下肢的姿势，又能起到全身运动的目的。原来我有失眠多梦、肠胃病、免疫功能低下和"三高"及双膝骨质增生等多种毛病，虽经药物治疗，但效果不佳。自从迷上垂钓，上述症状明显减轻乃至完全消久。现在是胃口好、睡眠香、精神足。

第三，回归。我于 1960 年参加工作，几十年沧桑岁月，公务缠身，身不由己。退休后，常有告老还乡、回归故土之念头。现在，每当我拿起钓具奔向渔场时，即有回归之感。垂钓之余常和农民兄弟席地而谈，从中又了解到大量有关农村、农业和农民的情况，尤其是国家的有关法律法规和党的方针政策在农村的贯彻实行情况，以及农民朋友的呼声，使我这个在城市工作了几十年的人，关注"三农"之情与日俱增。我永远不会忘记，我是农民的儿子，已近古稀之年的我，还能为建设社会主义新农村尽点微薄之力吗？

跳绳把我的收缩压降下来了

陆炳生

自 1997 年起，我一直按医师嘱咐，按时服药、饮食清淡、注意锻炼。可是，两年前我的收缩压还总在 150 毫米汞柱左右，舒张压常在 90 毫米汞柱以下。而现在，收缩压平稳在 140 毫米汞柱上下，为什么会这样呢？

去年中秋，我家住的小区新搬来一对老年夫妇，女的五十多岁，男的六十岁左右。他们俩热情而且爱好运动。每天早上晨练时，都向我们这些老年人打招呼、问好，还给我们添了一个项目——跳绳。

开始只是他夫妇二人跳绳，我们旁观。他俩跟我们说："跳绳能增强人体心血管、呼吸道和神经系统功能，可以预防诸如肥胖症、高血压、糖尿病、骨质疏松、高血脂、失眠等多种疾病，增强体魄，提高免疫力。"大家听后，就有三个人也买了绳子，加入了跳绳队伍。

我呢，又想跳又有点害羞，终于有一天还是买了绳子，偷偷在离他们远点的地方跳。可他们十分热情，边跳边过来招呼我，要我和他们一起跳。慢慢地大家混熟了，现在每早做完各种运动后，就一起跳绳。我们的队伍壮大了，十几个人排成一排，形成了一道亮丽的风景线呢！

就这样，在跳绳中，我的收缩压平稳下降了，我双腿的浮肿也消了！

钟情晨练乐晚年

自 润

说了你也许不信，以往体弱多病的我，在年近古稀之年被评为"县百名健康老人"之一，这是由于长期对锻炼身体情有独钟，才使我有了一个健康快乐的晚年。前不久，单位组织健康体检，我的各项主要指标基本正常，尤其是血糖基本在正常范围内，让我感到非常满意，因为我已有 17 年的糖尿病病史。这其中的原因自然是多方面的，但钟情于锻炼、坚持不懈无疑是最重要的因素。

由于体弱多病，在 40 岁时，我学会了打太极拳和练太极剑，50 岁时学会了游泳，60 岁时学会了交谊舞。现在，这三项锻炼都是我晨练的主要内容。

根据自身的特点，我自己制定了晨练的内容，力求每天不同样。每周一、周四游泳，夏天在江河游，春、秋、冬季在游泳馆游；每周二、周三、周五在公园打太极拳、练太极剑；周六、周日跳舞。不管哪种锻炼，我都坚持每天锻炼两个小时，这样锻炼的量也足够了，内容又有变化，增加了新鲜感和趣味性。

打太极，每个动作务求进退、上下、内外、虚实到位，舒展自如，血气畅通。随着悠扬的节奏翩翩起舞，慢三、快三、慢四、伦巴、探戈轮番上阵，曲终人散各一方，唯有愉悦在心头。一池碧波荡漾，如鱼儿般自由往来沉浮，爽身、爽心、益健康。

不论是严寒酷暑，还是风霜雨雪，不论是旅游在外，还是回乡探亲，我都天天坚持锻炼，但也不是机械死板地执行，一成不变，而是因时因地制宜，随着气候变化而适当增减，以自己感到微热、稍累、舒适为佳。

在日常生活中，我尽量保证一日三餐有度，早晨起床前进行自我按摩保健，晚上睡觉前温水泡脚，尽量不打乱生活的规律，养成良好的生活习惯。这既是修身养性，又是一种生活享受，每天都可以有一个好心情。

一位名人说过："如果你想得到艺术的享受，那么你必须是一个有艺术修养的人。"我在打拳、练剑、跳舞、游泳上都下了较大的力气，长期坚持苦练，从中我品味到了艺术的真谛，达到了健美身心的效果。

保健按摩防感冒

谢友涛

感冒是季节转换时的常见病，一般来说对人的生命不会有大碍，但是常患感冒也是一件很伤脑筋的麻烦事。我在 50 多岁以前，因体质较差，常患感冒，一年起码有五六次之多，感冒发作时要吃很多药，甚至打几天点滴，往往旷日持久，既花钱又非常难受。后来留心搜集报刊上医学专家关于保健按摩防治感冒的经验介绍，付诸实践并持之以恒，收到了很好的效果。目前，我虽年届古稀，一年也就感冒 1 次或 2 次，且感冒时症状较轻，通常吃点吗啉胍（病毒灵）、维 C 银翘片之类的普通感冒药，大约五天也就痊愈了。其法简介如下。

（1）按摩鼻翼：双手中指第一指指肚分别按在鼻翼两侧，稍用力上下按摩 108 次。

（2）按摩人中穴：用左右两手食指第一节指指肚分别按摩鼻尖下人中穴各 108 次。

（3）按摩大鱼际：大鱼际穴位于大拇指指根部位，先用右手大拇指指肚稍用力按摩左手大鱼际穴顺、逆时针各旋转 54 次，再用左手大拇指指肚同样按摩右手大鱼际穴 108 次。

上述三处穴位按摩应坚持天天练，平常未感冒时，每天早晨或晚上按摩一次即可，若感冒时可增至每天早晚各一次。此法我已介绍给不少易患感冒的亲朋好友，他们也都收到了满意的效果。

搓揉穴位治疗鼻炎

王月珍

我是一位 80 多岁的老人，过去曾患有较严重的鼻炎，经药物治疗见效不大。后来，在一位老中医的指点下，采用了搓揉穴位的方法治疗鼻炎。通过十多年的坚持，我的鼻炎已基本痊愈了。

（1）用双食指的外侧来回地搓鼻梁两侧的上下，共搓 200 下。

（2）用双食指指尖揉动鼻孔两侧的迎香穴位，共揉动 200 下。

（3）用左手的大拇指和食指上下揉动右手的合谷穴位 200 下，再用右手的大拇指和食指上下揉动左手的合谷穴 200 下。搓揉的手法需略重些，以能忍受为宜。

提示：此法须坚持不懈地长期执行。一旦鼻炎被治愈，仍需坚持。这不仅可以防止鼻炎的复发，还可以预防流行性感冒。

健手操缓解手部疲劳

陈抗美

我今年 61 岁，在多年的伏案工作中自编了一套"健手操"。此操由搓、捏、拍、摇、抖、转六部分组成，简单实用，我常常在工作或者写作疲劳时练之。

搓：先用双手掌相互来回地搓动，直到手掌发热为止。然后再用左手掌在右手背和手指上来回搓动，搓到发热之后改用右手掌在左手背和手指上搓动，也到发热为止。

捏：先用左手掌在右手背和手指上捏10下，再改用右手掌在左手背和手指上捏10下。捏的时候手法可以重些，以有微微痛感为好。

拍：先是双手掌相互轻拍10下，然后用左手掌轻拍右手背和手指10下，再改用右手掌轻拍左手背和手指10下。

摇：双手指相互交叉成平行伏，然后利用手腕的力量，上下来回轻摇20下。

抖：双手臂自然垂直，然后轻轻地进行抖动10下。

转：双手指交叉成半拳状，然后由里到外地转动10下，再由外到里地转动10下。

一套健手操做完，手掌、手指顿时消除了疲劳僵硬，恢复了灵活自如。

坚持写作身心健

肖德荣

我虽年过花甲，但头发乌黑，精力充沛，人老心不老。一些退休老同志，碰面总爱惊奇地问："你这'耍笔杆子'之人，怎么会越活越年轻啦！"在他们眼里，似乎写文章动脑筋就容易衰老，其实不然。我已退休三十年，坚持笔耕不停，忙于天天"爬格子"，为报刊写稿，恰恰有益于身心健康，对此我有较深的体会。

其一，"爬格子"可调动思维。我退休前是坚持边工作边写作。人老了，尤其是退休之后，工作担子陡减，思想慢慢迟钝，俗话说："脑子一笨三分痴。"而我至今没有如此感觉，相反，我的脑子越用越灵，因为我退休后自费订阅老年报刊十多种，有充裕的时间去学习、调研和思考。我将《民族医药报》、《老人报》、《陕西老年报》等报刊中的佳文剪贴成册达200多本，还经常到户外散步。听说哪里人多热闹，总爱赶去看个究竟，发现有意义的素材，马上采访记在本子上，每月都有几篇文章见报。可以说，退休后"爬格子"，坚持写作是一种健脑防衰老的最佳疗法，它完全可以与饮食疗法、药物疗法相媲美。

其二，"爬格子"能促进机体新陈代谢，保持心理健康。因我曾读过并写过有关学会放弃的文章，所以我虽失去了"官帽子"，却又成了"土记者"。许多当官的同志退休后无所事事，而我这位闻名全市的"土记者"照样可以继续工作。再说我一旦提起笔，脑子里便万里无云，除了如何写好文章，我将一切烦恼都抛到九霄云外。所以，"爬格子"还可磨炼身心，这对于修身养性、开阔胸襟、协调肌体十分有益。

其三，"爬格子"自得其乐，利无涯，这是许多人难以体会的。每当看到自己写的文章在报刊上刊出，一乐也。收到红彤彤的征文获奖证书，二乐也。听到老朋友夸奖，文化水平高，写作水平高，我的脸上早已眉开眼笑，三乐也。收到稿费汇款单，自己虽不露声色，但内心总掩不住无比的喜悦，四乐也。经常翻阅剪贴集的劳动成果，想到古人"文章字字皆千古"的诗言，五乐也。合家乐融融，将"老朽"当活财神，倍加敬爱，六乐也。我整天在如此快乐氛围中乐度晚年，怎能不通体宽舒，五内欢达呢！这对祛病强身、延年益寿的作用就不必多说了。

当然"爬格子"选题要适当，不能自套"绳索"，时间既要适量又不要"开夜车",稿子未用教训可总结,但不要焦急。只要写作愉快,愉快写作,就会有助于身心健康,益寿延年。

电脑族的"迷你操"

刘改徐

我每天呆在电脑前工作,常常感到腰酸背痛,最难受的还是颈椎,按摩、敷药,试了很多办法都不管用。所幸有一位好友向我推荐了一套颈椎自我康复操。

这套操,站着坐着都可以做,两脚分开和肩同宽,双臂自然下垂,全身放松,眼睛平视前方。第一步,左顾右盼。让头部先左后右转动,幅度越大越好,转 30 次。第二步,前后点头。头先前再后,前俯时脖子尽量往前拉伸,前后各 30 次。第三步,旋肩舒颈。把双手放到肩部两侧,手心向下,双臂由后向前旋转,再由前向后旋转,转 20～30 次。这个动作是康复操里比较费力的一个动作,但我坚持做完之后,立刻能感到颈椎轻松了很多。第四步,摇头晃脑。将头部向左、向前、向后、向右旋转 5 次,再反方向旋转 5 次。第五步,头手相抗。把双手交叉紧贴后颈部,用力顶头颈,头颈向后用力,这样互相抵抗 5 次。第六步,双手托天。把双手举过头,掌心向上,仰视手背 5 秒钟。

这套操我反复试了几次,感觉简单易学,就推荐给办公室的同事。没多久,大家都喜欢上了这套保健操,并把它叫作"迷你操",工作之余,拿出几分钟的时间,就可以轻松地做上一遍,持之以恒,有益健康。

"快走"运动让过敏走得快

赵向辉

五年前的夏末，我正在吹空调，突然打起了喷嚏。这喷嚏打得像放鞭炮，一个紧跟着一个，而且速度快，格外响亮，没有预兆，戛然而止。我的喷嚏是干打，没有分泌物，这种颇具艺术性的喷嚏，我一口气儿打了二十余个，直打到胸部肌肉隐隐作痛才自然停止。

后来，这样的喷嚏接连"发作"，遇到冷空气时更厉害，起床第一件事肯定是打十几个喷嚏，并开始出现流清涕、鼻塞等症状。而且这两种矛盾的症状同时出现，流清涕时不能控制，一天不知道要用多少包面巾纸，鼻塞时则不能正常呼吸，还会影响睡眠。许多个夜晚，我就在一会儿睡着，一会儿憋醒中度过。慢慢地，我又出现了哮喘症状，需要服用治疗哮喘的药物才能缓解。

意识到了病情的严重性，我赶紧到医院向专业医生寻求帮助。医生告诉我，这是过敏性鼻炎和过敏性哮喘，一般和过敏性咽炎相伴发作，最好的治疗办法是进行体育锻炼，每天运动，比如游泳、慢跑、快走、骑自行车、做健身操等，增强体质，提高机体免疫力，慢慢可能会好转。

我根据自身情况选择了快走和骑自行车两种健身方式。我给自己定了个规矩：不管春夏秋冬，只要天气允许，没有特殊事情，每天晚上八点准时出门，轻装上阵，在军校广场或者单位大院内快走健身。周末就和同事一起当驴友，骑自行车远足到野外，既呼吸新鲜空气，又锻炼身体。

我说到做到，每天晚上快走，或绕军校广场转三圈，或沿单位大院的甬路转十圈，直到身上冒汗为止。刚开始那两年，我是带着症状快走，因为呼吸不畅时走时停，很痛苦，有时真想放弃。但我坚持了下来，因为我要战胜过敏性鼻炎，要战胜我自己。

周末，我和同事一起骑自行车进山下河，周边百八十公里之内叫得上名的叫不上名的山峰和河流我们都去过。骑行过程中有时说说笑笑，有时暗中比赛，看哪里风光美丽就歇一会儿，览一览风景，拍两张照片，到了目的地吃一顿农家饭，买一些山里货，真是乐趣横生。但骑自行车远涉是个累人的活儿，刚开始我好几次都想打退堂鼓，因为累得浑身发疼，有些部位的皮肤都被磨破了，幸好在同事的鼓励和战胜疾病信念的激励下，我没有败下阵来。

慢慢地，我的那些过敏症状减轻了。我思忖着，自己选择的锻炼方法是有效果的，绝对不能半途而废。于是，为了让过敏这个魔鬼"走得快"，我坚持着自己的快走和骑自行车健身。三年后，我的所有过敏症状都不见了。我不再控制不住地流清涕、打喷嚏，不再被憋醒，夏天敢穿背心了，也敢吹空调和电风扇了，开会、聚餐时不再出现尴尬的场面，闲坐聊天时不再突然中断。过后就医复查，医生说："真是不错，一般能坚持锻炼身体的人都会战胜这类过敏性疾病。"

这几年，我在快走和骑自行车健身过程中还遇到了久慕其名的文友，慢慢成了经常见面的好朋友，而骑自行车健身让我学会了风光摄影，时常有作品在当地报纸上发表，可谓一举两得。

在家健身很快乐

李应洪

每天繁重的工作几乎占去我的全部精力，回到家我已是筋疲力尽。因为没有时间运动，天长日久，我的身体日渐发胖，这对健康十分不利，我左思右想，决定在家里健身。

我把琐碎的家务劳动转化成健身活动。擦地板时，双手趴在地上用力向前，全身都能参与运动，把家里的五间房擦完时，汗水淋漓，看着干净的地板，心情很舒畅。淘米时，左右手轮流进行，带动肩部摆动。熨衣服、炒菜、插花等站立干活时，张开双腿，站直身体，也是一种锻炼。做室内清洁工作时，手中只拿一把扫帚、拖把或吸尘器时，全身都融于动作中，让踝关节、臀部、膝关节等一起跟着动起来。从高处取东西时，踮起脚尖，尽可能伸长全身，强化大腿、小腿和臀部的肌肉。

我还利用烹饪或洗碗的空当时间，把灶间当作芭蕾舞的练习场所。在起床、临睡前，做些收腹伸腿、仰卧起坐、俯卧撑、压脚腕等练习，有助于增强身体活力。利用看电视广告的间隙，做深蹲、高抬腿或扭腰，减少脂肪，使身体更有曲线感。洗完澡吹头发时，两脚前后分开，脚跟踮起，做前后踢腿、转踝等练习，锻炼小腿线条。整理床铺时做弯腰动作，收紧臀部，锻炼大腿肌肉。手洗衣服时，手臂一伸一缩，牵动胸肌，锻炼手臂。扫地时站在一处，扫帚尽量伸向远处，大幅度转动腰，有利于减少腰部赘肉。洗菜时身体侧对水槽，扭动腰部让身体略向水槽方向倾斜，可锻炼到腹肌、后背和侧腹。

经过一段时间的坚持，我感觉浑身轻松，体重也减了不少，在家健身真快乐！

腰椎间盘突出的自疗体会

庄程彬

就在三个月前，我一伸直腰就觉得刺痛难忍，知道自己已经患上腰椎间盘突出症，想起电视讲座里曾有位老师说过："……腰椎间盘突出的骨刺也能够磨掉。"于是，我每天多次地叉开双腿两手抹腰，大幅度地摇胯晃腰 100 圈。刚开始时患部的骨刺扎得腰部非常疼，我也强忍着继续摇晃。三四天后摇晃时的刺痛感减轻，七八天后，摇晃时基本无刺痛感了，半个月后刺痛全消，晃好了初起的腰椎间盘突出。

我认为也可用此法预防腰椎间盘突出。当然，如果摇晃无效或是症状加重，还是要到正规医院进行治疗。

我的骑车健身法

三点水

我是个"骑车族"，每天都骑着自行车上下班。经过长时间的探索和琢磨，我"发明"了五种骑车健身法。通过实践，我感觉到骑车健身法确实是一个廉价且奏效的锻炼项目。它不仅能预防大脑老化，提高神经系统的敏感性，增强心肺功能，锻炼下肢肌力和提高全身耐力，而且还可以促进心理健康，减肥和延年益寿。我总结出的五种骑车健身法使我现在的身体越来越棒，连感冒都不来找我。这 5 种骑车健身法如下。

（1）骑车按穴法。俗话说，人老脚先老。人的足底有很多穴位，骑车时，有意地用脚心来蹬车踏板，就可以起到按摩穴位的作用。蹬车踏板的过程中，还可以用脚在踏板上前后滑动一下，这样可使足底的各个穴位都得到有效的按摩。尤其是用力蹬车时，穴位按摩效果更佳。

（2）骑车练肌法。骑行过程中还可以锻炼腰部肌肉。我在骑车过程中，经常把臀部翘起离开座位，用腰部的肌肉来回扭动，产生动力来推进两脚蹬踏板和控制身体平衡。这种方法尤其是上坡或急进时使用，更为妥当。用这种方法蹬车，不仅可以加快车速，而且还可以使腰部及前腹部的肌肉和赘肉得到全面的锻炼。

（3）骑车呼吸法。平缓路段，我一般采用匀速蹬行。这时，就可以有意地进行深呼吸，通过加快呼吸来锻炼，提高心肺功能。这招健身法非常有效，深呼吸后，总是感到胸部舒服，全身轻松，大脑也变得清晰起来，而且还收到了意想不到的功效，可以减少体内的脂肪，从而起到减肥的作用。

（4）骑车增力法。人在骑行过程中，其实很像一部正在运行着的机器。我在骑行过程中，常常根据不同的路况和路段，通过不断增加腿、足的力量去"斩关夺隘"。而在这个不断变力的过程中，就可以有效地锻炼，提高两腿和足部的力量，从而有效地预防大腿骨骼疾患的产生，锻炼足弓，同时还可以锻炼自己的耐力。

（5）骑车壮心法。在骑行过程中，或按个人体能控制好自己的骑行速度，或按脉搏强度控制好自己的骑行速度，都可以起到锻炼心血管系统的功效。同时，在骑行过程中，以慢速、中速、快速相交替循环，可以促进肺部的呼吸，锻炼人的心脏功能。

手保健——我有一法

姚硕仑

手是穴位和经络的聚集区，如手三阳经（手阳明大肠经、手少阳三焦经、手太阳小肠经）、手三阴经（手太阴肺经、手厥阴心包经、手少阴心经）都与人体的内脏息息相关。身体内脏的好坏和变化，通过这六条经络可以准确地在手掌上反映出来。

我对手的保健已坚持二十多年了，通过绷、拍、拉、按、啄等方法，不断地刺激手部的穴位和经络，使内脏不断受到良性刺激，强化其功能，使免疫力得到提高，增强体质。我虽已八十有五，但体质强健，没有"三高"，心情舒畅，精神饱满。现在我把锻炼手的手法介绍出来，与大家共享。

（1）绷。把双手五指朝天伸直叉开，用力绷开，绷得越大越好，绷得手指手掌发热发麻，心肺全部张开，从而心肌放松，肺活量增强。（绷的方法是二十多年前一位杂技团的老演员教我的）

（2）拍。手掌内有劳功穴、大鱼际穴、小鱼际穴、月丘穴。双手合十，不轻不重拍打，手掌拍打后，再拍手背的外劳功穴。鱼际穴属肺经，保肺；劳宫穴属心包经，保心脏。

（3）拉。双掌伸直，五指交叉，相互来回用力拉动，直至手指发麻。俗说"十指连心"，拉手指对心脏有保健作用。

（4）按。按摩合谷穴、商阳穴、列缺穴。合谷穴、商阳穴属大肠经，保健胃肠道；列缺穴属肺经，保肺。

（5）啄。十指尖向里弯曲，呈放射状，以指端为着力点，以腕力为动力，相互对啄，好像鸡子啄米一样，所以称"手指啄"，可治疗失眠，改善睡眠状况。

关于按摩这些穴位的次数，我以九为阳数，九乘九为八十一次。按摩这些穴位不分男女，不受时间、地点制约，只要高兴，随时随地都可进行，关键是要持之以恒。按摩时最好舌顶上腭，配合腹式呼吸。

自编疗法治愈口渴症

渝 文

母亲患糖尿病已经十多年了，令她最苦恼的是口渴。几年前，母亲的口渴症状十分严重，特别是晚上睡觉时，口中几乎没有一点唾液，尽管喝了不少水，但马上又会口干舌燥，有时整夜都睡不着，即使服用"消渴丸"等药也收效甚微。于是我向医生请教，又查阅一些资料，一方面让母亲坚持控制饮食，锻炼身体，增强战胜疾病的信心；另一方面摸索着让母亲进行口腔活动，让唇、舌、齿等做各种有规律的运动。经过不断练习、改进和三年多的实践，在保持血糖基本正常的情况下，母亲的口渴症状已经完全消失，口中经常唾液不断。具体做法如下：

（1）嘴唇微启，舌先在口中顺时针旋转"四八拍"（即 32 下），稍停再逆时针旋转"四八拍"，这时口中有了唾液，不要咽下。

（2）闭嘴，轻轻地做叩齿运动"四八拍"，叩齿时舌尖抵上腭，如此嘴里的唾液越来越多，但不要咽下。

（3）闭紧嘴，舌平放，舌根稍后移，漱津液，要有节奏地由慢到稍快，漱"四八拍"，如此满嘴都是津液了。

（4）轻轻地把津液咽下（可分 2～3 次），然后喝些水漱一漱口咽下，做深呼吸 3～4 次，使全身放松，平静一会儿。

此自疗法可每天早、晚各做一次，每次只需 3～4 分钟。在转舌、叩齿、漱津和咽唾液时，全身要放松，头要正，动作要自然，思想要集中，不要同时做别的动作。只要按要领操作并持之以恒，口渴症状就有望缓解乃至消失。

快乐健身沙上跑

夏爱华

我家住在城市边上，抬眼就能望见壮美的天山。多年来，我一直坚持晨跑，从家里跑到公园，再跑回来。但这种健身方式，老公和儿子不感兴趣。老公长年坐办公室，身体一直处于亚健康状态。儿子呢，放学回家后就直扑电脑打游戏，直到午夜时分，他的健康状况更令人担心。

朋友说，现在流行沙上跑，在家里建一所沙屋，一家三口进行沙上跑，既健身又增进亲情，何乐而不为？查阅了相关资料后，我知道沙上跑是一种全身健身运动，可以锻炼腿部肌肉力量及踝、膝、髋、腰等部位关节的灵活性。在沙上跑步，为了保持身体平衡，腿部肌肉要比平时跑步用力更大，能增强腿部肌肉的锻炼。同时，踝、膝、髋、腰等部位关节相互配合，能提高关节的灵活性，增强心肺活动机能。此外，细沙能按摩脚底，增进末梢血液循环，提高抵抗力和耐寒能力。

离我家不远的地方有一片沙漠，那是被风从远处吹来而缓慢形成的，沙子很细，像被筛子筛过一样，金黄而柔软，适合沙跑。于是，我们一家三口开始了沙跑健身。赤脚在细软的沙子上奔跑，感觉真好。不久，老公和儿子爱上了沙跑。每天清晨，迎着霞光，我们一家到户外沙跑，其乐融融。每天傍晚，夕阳如画，全家在细沙上跑步，无比开心。这种在玩中健身的运动方式，让全家人回归自然，无比快乐。

有时，因为下雨，无法进行室外沙跑，我就把家里的一间房腾出来，在里面铺满细沙，这间房便成了沙屋，全家人赤足沙跑，轻松惬意。沙跑之余，老公会舒展四肢，把沙子堆在身上，来一个"沙浴"。儿子则最喜欢堆沙山玩。我在沙跑之余，会随着优美的音乐翩翩起舞。

母亲听说我们一家三口都爱上了沙跑，也来了兴趣。她年纪大，进行室外沙跑不方便，所以老人家也在自己家中的一间房里铺上细沙进行沙跑。她赤脚踩在柔软的细沙上慢跑，感觉很好。一段时间后，母亲的体质比以往好了许多，高血压、心脏病没再犯过，哮喘、关节炎等毛病也好了。

快乐健身沙上跑，全家健康乐无穷。

唱出来的健康

雷茂盛

爷爷爱唱民歌。听父亲说，从他记事起，爷爷的歌声就一直没有断过。我小的时候，经常黏着爷爷让他为我唱歌。爷爷疼我，就把我抱在怀里，给我唱一首。虽然我听不懂歌词，但那悠扬的歌声让我心旷神怡。有时在睡梦里，爷爷的歌声依然在耳际回荡。

爷爷是八十出头的人了，精神依然矍铄，身子骨硬朗得很。他现在依然每天能吃两大碗饭，再加一杯酒。我很少见爷爷打针吃药，住院就更少了。村里人都说爷爷是神人，八十岁了还能下地干活。

这倒是真的，爷爷是闲不住的人。按他的说法，一天不干活就感觉浑身不自在。他干活的时候，歌是少不了的。他去打柴，山上便有他的歌声；他去锄地，地里就有他的歌声；他去牧马，河畔也有他的歌声。爷爷是个走到哪儿唱到哪儿的人。

爷爷唱的民歌，都是当地老一辈人留传下来的，有的高亢，有的缠绵，有的欢快，有的悲戚，但从爷爷的嗓子里唱出来，无论是哪种，都会激荡人心，让你百听不厌。有时他一个人坐在院子里，倚着梨树，拉着二胡，唱上一曲，硬是把你的眼泪生生逼出来。

据说，爷爷唱民歌，还是奶奶的功劳。爷爷追求奶奶时，奶奶是出名的山歌妹子，爷爷就是在奶奶的影响下开始唱民歌的。他们的婚姻说起来还与对歌有关系呢。当时春节，各村的年轻男女都会聚集到某个地方对歌，爷爷就在对歌的时候赢得了奶奶的芳心。

可惜奶奶去世得早，爷爷从此失去了一个知音。但爷爷并没有因为奶奶的去世而停止唱歌，反而，他唱得更多了。凡是奶奶会唱的，爷爷也都记得牢牢的。每年奶奶的祭日，爷爷都会到奶奶的坟前唱一上午。

奶奶去世后，爷爷没有再娶。他专心地把父亲拉扯大，教他唱歌。但父亲说自己没有天赋，怎么学都不会，为此爷爷还打过他。我稍大一点时，爷爷也开始教我唱歌。我跟着他一句句地唱，唱到很高的音我唱不下去了，就故意怪声大吼，爷爷就往我的屁股上一拍，骂我不像是雷家的孩子。后来我唱得有模有样了，爷爷的脸上才露出幸福的笑容。

春夏秋冬，爷爷的歌声从不间断。爷爷说他唱歌还要唱到一百岁。他开玩笑地说："到时搞不好还能上春晚呢。"我们全家人听了，都为他感到高兴。爷爷唱到一百岁，还会唱出二十年的花开花落、二十年的时代变迁，这对于我们子孙是最幸福的事了。

村里人都说，爷爷的健康是唱出来的。唱出好心情，唱出好胃口，唱出好睡眠，能不健康吗？是啊，像爷爷那样，永远唱着歌，哪还会老呢！

老了把步行当享受

黎　标

老爸70岁了，但看起来像六十出头一样，因为老爸的头发黑亮，眼力颇佳，脸上皱纹少，也没发胖凸腹，这与老爸喜爱步行大有关系。步行是最佳的美容法，不少人把坐车代步当享受，出门离不了大车小车，久而久之，双脚的功能便悄悄地退化了。老爸有个老友是处级干部，本来人高马大身体很棒，自从与小车结缘后，双脚不走路倒习以为常了，殊不知讲气派图舒服却吃了大亏，十几年后心脏、血压都有了问题，刚退休就呜呼哀哉了。

老爸小时候因父母管得严，胆子小，不敢游泳，不敢骑自行车。谁知坏事却变成了好事，步行成了老爸的乐趣之一。从小学到高中，老爸都是走读生，一天往返于学校两次，家与学校相距两三千米，这使他的双脚练出了力气。在中学时代，他每年参加中长跑项目比赛，还能夺得名次。老爸自 1962 年参加工作至今，一直出满勤，挑教学重担。从出生以来，他从未住过医院。也许别人不以为然，但老爸却认为能睡得香、吃得香，工作得心应手，不生大病住医院，不也是其乐无穷么？有什么财富能胜过人的健康呢！十年前，单位组织体检，医生说老爸的内脏功能非常好，问老爸是如何保养的。老爸说："不吸烟、不喝酒，爱步行、爱看书写作。"医生说："步行使您身体健康，看书写作使您头脑灵活，您真会享受。"

从参加工作开始，无论如何忙，老爸都要坚持晚饭后一小时的散步，风雨无阻。快步走路比慢腾腾移步要好得多，快步走是最好的全身运动。手脑身体处处都运动，使筋骨灵活不阻滞，生命力自然就增强了。许多病都是由于久坐久睡不爱动而引发的。这就是所谓"流水不腐"。脑子是越用越灵活，人老都是先从双脚与头脑开始的。所以，老爸看到那些不爱看书报的人，不爱步行爱坐车的人，总觉得他们"抓了芝麻，丢了西瓜"，好可惜！

步行，是人类进化的结果，也是人生的需要。步行，对于健康者来说，不费吹灰之力，属举手之劳，只要坚持不懈，日积月累，就有所收获。我为老爸计算过，他步行的路程长度已经可以绕地球走一圈多了。如今老爸已是 70 岁的人了，还敢和年轻人一道登山，这都是老爸以苦为乐，把步行当享受的结果。

练好"六字诀"，身体强又健

王希曾

　　这人一上了年纪，毛病就不断缠身。我年轻时基本上不用去医院，现在年老体衰了，却经常往医院跑。因为"病魔"不断找麻烦，我咳嗽不断，失眠多梦，消化不良，小便不畅。虽说这些都是老年人的常见病，无碍身体大局，但却影响身体健康，影响生活质量，而且有些小病搞得不好也会发展成大病。看看对门邻居老刘，与我年龄差不多大，走起路来劲抖抖的，说起话来中气十足，很少往医院跑。我心里就很羡慕："如果我能有老刘这样的健康身体该多好啊！"

　　一天，我在楼道上遇见老刘，便主动和他打招呼，顺便恭维了他几句身体好的话。老刘很高兴，忍不住就说出了他的健身妙招：天天在家吐字发声。

　　吐字发声？这不是幼儿园里教孩子学拼音字母吗？这方法也能健身？老刘见我脸上充满了疑惑，笑着解释说："吐字发声的原理是利用体内丹田气，按一定功法要领发出一种特定的声波。这种声波在发声过程中，由发声器官按一定频率振动所引起机体内部的谐振，使内气循经络行至各脏腑，从而可以调节腑脏、平衡阴阳，增强人体免疫力。"说着，老刘还以劳动中的号子来比喻，如发"嗨"声，就能使正常的呼吸变成逆腹式呼吸，小腹突然鼓起，这样在瞬间就可增加气力。集体抬重物，就常利用发声来协调动作。

　　想想这有些道理，我便敬请老刘当老师，教我"吐字发声健身功"。老刘教我的吐字发声主要就是"六字诀"，即在呼气时发出"嘘、呵、呼、呬、吹、嘻"六个字的音。练习时可坐可站，因人而异。鼻吸口呼，鼻子吸气时，闭口，舌抵上腭，随着气入，胸腔慢慢扩张，吸气尽，稍微停顿后，再将气缓缓吐出，同时口中做"六字诀"。吸气时，意念里微微提肛，不用做出很大的动作。运动过程中吸气，停顿时呼气吐字，吸气时微微鼓肚子，呼气时微微收肚子，绝不可用力使腹部鼓胀或收缩。

值得一提的是，"六字诀"也是因人而异，因时而异。春季属木，多练"嘘"字；夏季属火，多练"呵"字；秋季属金，多练"呬"字；冬季属水，多练"吹"字。一年四季练"呼"、"嘻"，保你安康。当某一脏腑有病时，可以单独练或多练与脏腑相关的字诀。如发"嘘"字可以调理气机，解郁舒肝，治肝病，对肝郁或肝阳上亢所致的头痛、眼病、月经不调患者，肝气犯胃的胃痛患者，肝风内动引起的面肌抽搐及口眼㖞斜患者有一定的治疗作用。发"呵"字可以安定心神，治心病，对心神不宁、心悸忡怔、失眠多梦等症患者有一定疗效。发"呼"字可以健脾主运，治脾胃不好，对脾虚下陷及脾虚所致消化不良有效。发"呬"字可以清肺理肺，治肺病，对于肺病咳嗽、喘息等症有一定疗效。发"吹"字可固肾，治肾病，对肾虚、早泄、滑精等症有效。发"嘻"字，可理三焦之气，治三焦烦热，对由于三焦气机失调所致耳鸣、耳聋、腋下肿痛、齿痛、喉痹等症有效。

练吐字发声一年来，我的身体大有好转，原来的毛病渐渐远离而去，人也精神活跃了许多。在我的影响下，老伴也跟着练起来，效果还蛮不错的。

养生篇

父亲的养生之道

龙天胜

提起父亲，眼前便展现出一位慈眉善目、高大魁梧的老人形象。父亲今年已经 67 岁了，除了脊背稍弯，一切都还安好。他是土生土长的农民，至今仍和在家务农的弟弟"战斗在田间第一线"，不仅种庄稼的经验比 30 岁的弟弟熟套，而且在力气活方面，有时弟弟也还只是望其项背，自愧不如。父亲何以如此能干？父亲没有学过一套像书本上说得头头是道的养生经，他的养生之道是贯注在日常生活中的，很平常，但顺其自然，合乎养生规律。

饮食方面，农村条件差，物质相对匮乏，尤其是沸汤滚油、肥鱼腻肉，隔三岔五才打一回牙祭，而新鲜爽口的蔬菜瓜果，我家的院子里却是一年四季不断。父亲不挑食，不抽烟，不嗜酒。他干活时，喜欢喝酸角水或凉开水，说是有了充足的水分，大脑的活力才不会降低，人才不会轻易疲乏。另外，父亲一年四季都喜欢吃土豆、蚕豆、黄豆、豇豆、豌豆，煎炸煮炒。每每吃豆，父亲都喜形于色。"吃豆吃豆，等于吃肉。"豆类能补钙，或许是父亲爱吃的缘故。

父亲每天早出晚归，晨兴理荒秽，戴月荷锄归。他是闲不住的人，是庄稼的好手，犁田打耙样样在行，种五谷植杂粮，门门知晓。他一生都与泥土打交道，与农业为伍，用劳动的方式战天斗地，在广阔的黄土地上，沐浴着悠然恬静的田园风光，演绎着生命之欢。在劳动间隙，睡午觉是父亲雷打不动的习惯。在流水清风、鸟语花香的果园中，有一凉棚，午间都会传出父亲如雷的鼾声，均匀谐和，云卷云舒。

父亲胸襟开阔，心态良好。我们兄妹五人，有在事业单位工作的，有在外漂泊打工的，有辍学务农的，都不富裕也不算太穷，条件一般。但父亲很知足，一日三餐，日升月落笑声常相随，少有狂喜或悲嗟之态。父亲无缘富贵，含和守素，但助人帮人却乐此不疲。邻里纠纷、兄弟不睦、妯娌失和，父亲都能使出浑身解数纵横捭阖，化干戈为玉帛。父亲以他老熟的人格魅力和沟通技能，成就了他亲和的"和事老"形象，也赢得了同村人的敬重。

农民的父亲，除 34 岁时得过一次重病外，往后便无大病缠身。他健康稳健、皮肤红润、耳清目明，洋溢着不竭的生命活力奔忙在田间地头。村里与他年纪相仿之人，早已有了如韩愈所形容"而视茫茫，而发苍苍，而齿牙动摇"的老态，而父亲例外，其秘诀何在？我想，父亲也不刻意讲究什么养生之道，始终过着勤俭、淳朴、自然的生活，却十分符合一些养生专家提出的"合理饮食、适量运动、戒烟戒酒、心理平衡"的健康原则。

想起父亲的健朗、稳沉、乐观、豁达，洗净铅华后如青松皓鹤绵绵度岁，不由想起余光中形容英国诗人济慈的一句话："老得真漂亮。"父亲应是一位老得漂亮的老人。

爸妈养生三部曲

黎 洁

老爸今年 85 岁，老妈 81 岁。二老思路清晰，耳聪目明，面色红润，皮肤光洁，能自理生活。老爸老妈的养生三部曲：一是"食"，二是"动"，三是"静"。

食——养生饮食要三个"平衡"。①搭配平衡。细粮搭配粗粮，粗粮纤维利大便，防肠癌。饱食使大脑代谢紊乱，血管硬化，七八分饱，留住青春不易老。②营养平衡。要注意补充牛奶、鸡蛋、豆浆等优质蛋白质。但蛋白质太多，也会影响肾脏排毒。猪肉脂肪要比鸡鸭鱼肉多，脂肪太多，人肥胖，血管硬化。偏食畜、禽、蛋、鱼、米、面、油等酸性食品，成为酸性体质，易引发糖尿病、高血压、冠心病。③酸碱平衡。蔬果绝大部分为碱性食品，多食蔬果平衡酸性体质，成为碱性体质，有益健康。病从口入，管牢嘴巴，还要控油、限盐、拒烟、少酒、多茶、低糖，嚼姜、咽蒜，常葱、时醋，防衰抗病。

动——生命在于运动。太极拳是节奏性强的有氧运动，能加速血液循环，增强免疫力，防止癌细胞生存成长。步行最适合老年人，能增强心率收缩，降血压，防冠心病。常用脑，神经细胞受刺激，可以增强记忆功能，防老年痴呆。

静——性静气和，心旷神怡。静下心来，充足睡眠，除疲劳，护大脑。平时少发怒，免生气。学会放松，淡泊宁静，方能"心宽体康"。"动"、"静"结合比药好，抗衰防病很重要，健康长寿能做到。

父母的养生秘诀——喝晨粥

刘桂云

我父亲今年 96 岁，母亲 89 岁。二老虽已高龄，但他们精神矍铄，面色红润，身体硬朗，左邻右舍都问我他两有什么长寿秘诀，父亲笑着道出了他们喝粥保健康的养生之道。

父亲过去是全市较有名气的老中医。28 年前他患了冠心病，三天两头住院。但 28 年来，父母每天早晨都是 5 点多起床，按照父亲的指点，母亲将百合、枸杞子、银耳、山药、核桃、花生米、麦片、玉米面等共煮为粥，制成后再加上 1～2 匙蜂蜜。每天早饭，老夫妻俩都是踏踏实实地喝上一大碗药粥，然后再吃一个鸡蛋。天天如此，十几年如一日。一年之中，父亲还视他们的身体情况灵活组方，随季节变更，适时选用大枣、桂圆、黑芝麻等。

父亲对我们说，百合润肺止咳、宁心清热，枸杞子滋补肝肾、强筋壮骨，银耳益气养阴，山药健脾益气，核桃益志补肾，蜂蜜益气补中、润燥养颜，玉米面降脂宽肠，大枣和胃健脾，黑芝麻补肝益肾、润肠通便、乌须黑发，桂圆补心脾、安神。

父亲讲，晨起胃肠空虚，喝一碗温热的药粥最为滋润胃肠，且极易吸收，很适合老年人及病后体虚之人。药粥由药物、谷米及调料三部分组成，它是取药物之性、米谷之味，食借药力、药助食威，二者相辅相成，相得益彰，且取材方便，制作简易，服用安全。陆游诗云："世人个个学长年，不悟长年在目前。我得宛丘平易法，只将食粥致神仙。"

除喝药粥外，父亲还按顿服用治疗心脏病的药物，保持乐观的情绪。根据季节的变化，父母还做一些适当的运动，所以父亲虽年近百岁，母亲也已89岁高龄，但二老的身体依然很硬朗，被大家称为一对幸福的老寿星。

父亲的长寿经

肖德荣

父亲是我老家小垯村里唯一一位99岁高龄的健康老人。他身体健康，精神饱满，耳不聋，眼不花，思维清晰，手脚灵活，说话声音洪亮。他有五个长寿经验。

（1）心态平和，从不生气。老父一直热爱生活，热爱大自然，脾气好，不急躁，不生气，冷静面对一切。过去，他在任村长的工作中，对群众发生的事，从不发火，总是轻言细语相劝，态度十分谦和。退休后对儿女、儿媳，更是如此。他常说："生气顶啥用，不但不能把事办好，反而会办坏，对身体一点好处没有。树大伤根，气大伤身，就是天垮也不生气。"

（2）常走动，关节灵活。父亲知道一个道理：人到老年经常活动，血流顺畅，关节灵活，有益健康。他说："长寿千万条，运动最有效。"他天天坚持到户外走一走，越走越想走，走出了精神，走出了健康。有时在家看电视，也要边看边活动手脚，闲坐不超过一小时，就要转动转动，始终如同一条长流清澈的溪水，有着旺盛的生命力。

（3）生活有规律，吃饭香。老父不管天冷天热，都有坚持早睡早起的好习惯。他一日三餐的粗细粮和肉食都是合理搭配，有营养再好吃的也不多吃，只吃八分饱，有啥吃啥，以杂粮为主，每食必喜，从不挑食，顿顿吃饭香。

（4）子孝媳贤，照料周到。我们兄弟三个和三个儿媳妇对老父都很孝顺，精心照料父亲的生活起居。老父最喜欢吃糯米汤圆和包子，我们就经常煮给他吃。老父吃到孝心汤圆十分开心快乐。

（5）胸有目标，争当超百寿星。老父信念坚强，有进取心。他说："我虽差一岁就到100岁了，但我还不想死，不怕死，不等死，快快乐乐活好每一天，多走动，保养好身体，争当超百寿星。"他常提起胡锦涛的一句话："保重身体，好日子还在后头呢！"为此老父心理年轻，信念坚强，保重好身体，享受社会发展成果，享受美好幸福的快乐晚年。

养生有道，健康长寿

黄金朋

我的叔父，年虽九十，却精神抖擞，红光满面，鹤发童颜，腰杆挺直，无需拐杖，健步而行，笑声朗朗，乐观开朗。古往今来，健康长寿，必定有道。叔父养生，甚是有道，屈指一算，计有其五。

其一，不沾烟酒，粗茶淡饭。叔父欢乐度日，粗茶淡饭，一日三餐，每餐两碗。客人来了，有酒招待，但他却说："欠陪欠陪。"逢年过节，从不喝酒，也不多吃，吃了两碗，即是告辞，离席而去。他经常说："吃得过饱，很是难受，莫做蠢事。"

其二，淡泊名利，与世无争。叔父是抗战老兵。抗日时期，他是机关枪射手，曾在湖南长沙一战，立大功受嘉奖，但他却很少向旁人宣扬他的功劳，更没有向国家伸手要这要那。然而提起抗日战争，他往往为自己当年能在战场上保家卫国，英勇杀敌，立功受奖而眉开眼笑，无比自豪。

其三，乐观处世，无忧无愁。有一天，叔父上街买东西，不慎被小偷偷了800元，致使他空手而归。回到家里，他笑声朗朗地对别人说："今天我向小偷交了800元'学费'。以后带钱上街，必须谨慎，严防盗窃，这是小偷教给我的。真是坏事变好事！钱财是人造的，无需伤心，无需忧愁。"

其四，喜欢唱歌，自得其乐。叔父不唱则已，一唱就唱抗日名曲，《保卫黄河》、《黄河颂》、《黄水谣》、《松花江上》等抗日名曲，他都唱得滚瓜烂熟。他还喜欢打木琴。有一天，木琴坏了，他就用一双筷子，一边打着桌子，一边哼起了《黄水谣》，满面春风，自得其乐。旁人见了，无不发笑。他常常说："快乐来了，忧愁也就走了。"

其五，关心他人，助人为乐。叔父懂得用中草药治恶疮，治咳嗽。平时，不论是家人还是邻居，只要他知道有人生恶疮，或是患咳嗽，都主动找来中草药给予治疗。有一年，邻居老伯，颈生恶疮，又红又肿，触之又痛。叔父知道后，二话不说，就捉了一只蟾蜍，破腹除脏，给老伯外敷恶疮处，连敷几次，疮体消失，痛肿全无。老伯送来红包表示谢意。叔父拒不收礼，安慰他说："恶疮治好了，你高兴，我也高兴，大家都高兴，何必要送礼呢？助人为乐，乐而忘忧，健康长寿，何乐不为！"

千言万语，一言蔽之。不沾烟酒，粗茶淡饭；淡泊名利，与世无争；乐观处世，无忧无愁；喜欢唱歌，自得其乐；关心他人，助人为乐。这是我叔父得以健康长寿的缘故。

健康是幸福的基础

李爱军

父亲今年 80 岁，身体健康，头脑清醒，手脚灵活，耳不聋，眼不花，看上去也就六七十岁的样子。他的养生秘诀总结起来其实就是 6 个数字，即"一二三四五六"养生法。

一是心理平衡，做到正确对待事物，正确对待家庭和个人。二是饮食合理，做到荤素结合，粗细搭配，油盐糖三低。三是适当运动，早晚走路锻炼，每天读书看报勤用脑，坚持上午、下午娱乐活动。四是坚持"四个一"，即早上一杯温开水，每天一个鸡蛋，一袋牛奶，一个水果（最好是苹果）。五是"五水养生"，即一年四季用冷水洗脸，用热水洗脚，用温水刷牙，饭后用淡盐水漱口，一年四季饮茶水（红茶、绿茶、花茶）。六是"六个关注"，即广交朋友，常回故乡，常外出旅游，养花种菜，饭吃七分饱，劳逸结合。

除此之外，他每天坚持做两次五官操、颈椎操和十指梳头操。还有最基本的，就是戒烟戒酒，生活有规律，每天按时作息，参加养生协会和其他养生保健活动。

为了普及医药养生保健知识，父亲将自己编撰的《中药民间故事》、《中药民间故事精选》、《医药养生荟萃》等7部书籍免费捐赠给机关干部、工人，还有老同学、老同志、老乡、茶友、牌友、棋友、药店朋友、医生，惠及北京、上海、湖北、洛阳、安阳、开封等10多个城市，走到哪送到哪，捐出书籍达1000多本，价值3万多元。父亲说，把书捐赠出去，是为了能让更多的人学习医药养生保健知识，因为拥有一个健康的身体是幸福的基础。

另起一行

梦兰

去年的老人节，我结识了一位88岁的老人，她虽已年高，但耳聪目明，精神矍铄，身体硬朗，与人交谈很风趣。我对这位年老心不老的老人非常敬佩，被她那种乐观的精神深深地感染。后来，了解到这位老人是个令人敬佩的老领导，别看她很乐观，其实她一生坎坷不断。她和丈夫20多岁就投身于革命，丈夫在一次战斗中不幸牺牲。50岁那年，她的小儿子又被车祸夺去了生命。3年前，大儿子也离开了人世。中年丧偶、老年失子的不幸都被她碰上了，更令人吃惊的是，她自己还得过胃癌，胃切除二分之一。面对种种不幸，她都坚强地挺过来了，而且生活得有滋有味。

我怀着敬仰的心情，拜访了这位老人。谈到如何面对人生的不幸时，她爽朗地告诉我："当年丈夫去世时，我悲痛欲绝，真想随他而去。"后来，一位首长劝我："你丈夫是为了革命而死，肯定不愿看到你这么悲伤的样子，况且你还有两个可爱的儿子，何尝不是丈夫生命的延续？"首长又说："人生就如写文章，如果有个字不会写，恰巧字典又不在身边，那就空着它，写好一段，画个句号，另起一行，直到把你的文章写完。"首长对她的教诲，她始终铭记在心。所以，不管儿子去世，还是疾病缠身，或生活受挫，她都做到另起一行，始终保持乐观的人生态度。

我对老人的人生经历久久地回味着，终于感悟：另起一行，是老人健康长寿的秘诀，也是她快乐人生的智慧。的确，在我们生命的天空，总免不了会有阴晴雨雪。厄运是生命的常态，每个人很难说不会与它相遇，但如果沉溺于消沉而不能自拔，那就永远也写不出人生的好诗篇。因此，一旦厄运降临，我们也要像这位老人那样，善于理智地绕过去，学会"另起一行"，乐观地开始新生活。这样，无论命运多么晦暗，无论人生多么坎坷，都能让快乐之舟将自己摆渡到幸福的人生彼岸。

长寿"三不经"

张　煌

我今年已经 86 岁了，身体还硬朗。有人问我有啥"长寿经"？我一个乡下种田汉，还能有啥经，仔细想来，无非是实行了以下的"三不经"。

一是不赴宴。虽然我有五个子女，也有三亲六眷，但不管哪家摆酒设宴，我从不"赏光"。我喜欢一日三餐粗茶淡饭，定时定量，不愿大吃大喝，暴饮暴食。若去赴宴，推杯换盏，夹鱼递肉，容易失去自我约束。喝无节制，食无检点，虽得一时痛快，却对不起肠胃，难免有吃出毛病的可能，我可不愿干这等"傻事"。

二是不赌博。当今乡村，赌牌搓麻将，已成"保留节目"，我却不沾这个边。沉溺赌场有三害：一使心理失衡有害精神，赢者欲再赢，输者欲翻本，一会儿笑，一会儿恼，这不是木匠做枷——自作自受吗？二使作息失控，废寝忘食，通宵达旦，不要说普通人吃不消，铁打的金刚也要散架。三使家庭生活不和谐，早出晚归，打乱生活节奏，容易引起家庭矛盾。而生活在鸡犬不宁的环境里，对修身养性没有半点好处。

三是不坐车。自幼为生计走南闯北，靠的是两条腿，久而久之，养成了步行的习惯。短途以"11 路车"（步行）为主，稍远一点路程，则骑自行车，既节省了车钱，又锻炼了身体，沿路还可观赏田园风光，一举三得，何乐而不为。

如今国泰民安，老年人的生活条件好了，都指望长寿。但是，靠吃补品，有时会适得其反。依我看，我这"三不经"倒是一副长生不老药。

"难得糊涂"益身心

占保平

我有一位老叔叔，他退位离职多年，是 90 多岁的人了，身体依然结实、健康。有人背后说他"老糊涂"。其实他心里明白着呢！"糊涂一点"正是他得以长寿的原因所在。人们在生活中难免遇到或多或少、或大或小的矛盾与麻烦，如果遇事总是过分计较，久而久之便不利于身心的健康。

有关研究证实，人经常处于烦恼和忧愁中，不仅会加速衰老过程，心脏病、高血压、精神病、癌症等疾病也会不期而至。而"糊涂"既可使矛盾消除，又可以缓解紧张的精神压力，使之变得轻松、愉悦，避免疾病的侵袭。事实上，遇事糊涂的人比事事精明的人人际关系要好，性情孤僻的人比人缘好的人病死率要高。不斤斤计较的人，不过分注重生活中的琐事、烦事，不仅可以减少焦虑，而且还容易获得幸福家庭、美满婚姻、工作顺心和身心健康。

生活中，老年人应学会"难得糊涂"，这样生活就会变得有滋有味，心胸就会变得宽广，精神就会积极向上，心情愉快，使自己能应对各种复杂的人和事，保持心理平衡，笑对人生。

常到乡村转转

吴殿根　薛　瑜

我认识一位老领导，患有高血压，令人惊奇的是，该领导从工作岗位上退下来一年多，不但血压逐渐平稳，药量逐渐减少，而且失落感也一扫而光。问其因，该领导笑着说："要想心情愉快，祛病强身，最好常到乡村转转。"

仔细一想，还真是那么回事。人久居闹市，一到乡村，就会有一种全新的感觉。首先是空气新鲜。清晨徜徉于小树林间，山林空气沁人心脾，人若散散步，做做保健操，定会觉得神爽志清。若是夏秋两季，采摘一点新鲜的野果，慢慢品尝，原汁原味，更是爽口爽心。

在乡村，乡亲们对左邻右舍、十里八村及外乡人都有一股浓浓的亲情。外来人都是客，只要你有心到老乡家里坐坐，老乡准会泡壶香茗，陪你说说家长里短，谈谈乡村巨变，谈到投机时，说不定还会炒上两个小菜，陪你喝上几盅！

乡村，不是依山傍水，就是天高地广。你可以绿波垂钓，也可以爬爬小山，还可以跳跳迪斯科、交谊舞、健身舞，下下棋等，这会给你带来融融情趣。独处时，没有寒暄、客套，不用顾忌什么失言、失态，可以在绿草地上一躺，放飞自己凝固的思绪。忆一忆童年的乐趣，想一想自己"春风得意马蹄疾"的喜悦，品一品成家立业坎坷路上的艰辛……你能从独处遐想中寻找到无穷的乐趣，感悟出多味的人生，也可以平心静气地读上一本好书，净化心灵，提高思想境界，这也是一种莫大的享受。

从工作岗位上退下来，想尽快从纷繁的杂务中解脱出来，彻底摆脱名利的羁绊，让身心完全放松，那么你最好常到乡村转转。这不仅能回归自然，投身乡间亲情，少寻烦恼，多找乐趣，而且这对祛病强身、延年益寿大有好处！

鸡儿啊，我感谢你！

张　垣

信不信由你，我的健身器、营养库、急用药皆得益于司空见惯的鸡。

我自幼体弱多病，每到寒冬腊月，伤风感冒便不离身。可我生来好静不好动，即使下课也恋着座位。班里开展踢毽子比赛，要求人人参加。鸭子上架全靠逼，我回到家只好请公鸡"做奉献"，拔几根美丽的鸡毛做了个毽子，随身带着。不料此后一踢就上瘾，一下课就踢，一有空就练，最终踢出了各种花样，且每踢一次，舒筋活络，汗沁额头，浑身暖烘烘的。说也奇怪，伤风感冒也就不治而愈了。从此小毽子成了我最亲密的伙伴，伴我上小学，随我进中学，跟我入大学，即使走上教学岗位，每到冬季，经常组织学生开展踢毽子活动。现在人虽步入知天命之年，但踢毽子的爱好依然不减当年，因此伤风感冒很难落我身上。你看，五颜六色的鸡毛做成的小毽子，不就成了我最心爱的健身器吗？

我家住农村，父母皆是面朝黄土背朝天的"地球修理员"，加上兄弟姐妹多，哪有条件讲营养。六十年代初，我因患肺结核休了学，医生再三强调要加强营养。父母只好在鸡身上动脑筋，每天给我吃两只鸡蛋，或冲鸡蛋茶，加点糖，味道甜津津、热乎乎；或煎成荷包蛋，色香味美；或葱花墩蛋，也挺可口。就这样，没有吃鱼吃肉，肺结核竟奇迹般地痊愈了，我深知这是鸡的功劳。直到现在，每逢冬令季节，早上喝一碗鸡蛋茶，养颜活血，舒筋健脑，自认为比蜂王浆、"太阳神"管用。鸡，真是我的营养库！

我患过胃病，稍不在意，就有胃痛的威胁。因此有一段时间，胃得乐、胃必灵等药必备，发病时服几片，起初尚能奏效，时间长了，产生抗药性。后来有人介绍了个土方，说鸡食肫上包的那块俗称作鸡黄（即鸡内金）的皮，泡茶喝能助消化、除胃痛，于是尝试了一下，疗效颇佳。故每逢杀鸡，我视鸡黄为宝，洗净晾干收藏，一旦发病，冲茶服用，药到病除，竟无副作用。这种备用药，你说妙不妙？

鸡儿啊，可爱的小生灵，你带给我多少乐趣，给我多少温馨。人们常说龙珍凤贵，依我看鸡儿不是龙凤赛龙凤，更比龙凤珍贵啊！

老年生活的乐趣

徐淑娴

我是一个体弱多病的老年人，退休后常有一种疲惫感和失落感，无时无刻不感到孤寂和忧伤。每当听到别人叫我一声老太婆时，我就陷入一种颓丧的境地，深感自己老了、无用了。我真的老了、无用了吗？不！我要自强、自立、奋发，我要老有所为、老有所乐，成为一个为社会、为人民有益的人。

开始，我试着"爬格子"。对于写稿，我可真是个门外汉！一切都是从头学起。开始稿件投了出去，就如泥牛入海踪影全无，一次、两次……不知多少次了，连我自己也记不清，真难见报啊！当我心灰意冷，自认不是写稿的料子时，我的一篇稿子在某报刊出，那一天，我高兴极了，我的心又活了，劲儿又来了。老诗人臧克家先生，几乎每晚临睡前都要看报，小说散文家贾平凹至今仍在不停地读书、看报。我领悟到，读书的人不一定写书，但写书的人一定要读书，而且要不断地读，那么，我要学写稿，必定要多读书看报。成功的机会对于每个人都是平等的，关键自己是否有恒心。从此我每天勤看、勤学和勤写，写好后骑着自行车送到报社去。

这样一来好处可多呢！脑力劳动和体力劳动结合了，既是动静结合的一个好办法，又可预防老年人脑萎缩。适当活动对老年人身体健康大有好处。亲自送稿到报社去可以向编辑同志请教，增加与社会人士的交往。有志者事竟成，经过半年多的刻苦用心，我的稿子见报率增加了。尽管如此，我仍然是投十篇稿也难见到二三篇。此时，就有人讲，一篇稿费才几个钱，不如上街收破烂、卖酸嘢，何苦！我把这些冷言冷语当作耳边风。钱不是我所求，我为的是精神寄托，争取为社会做点有益的事。久而久之，在报社编辑同志耐心的帮助下，我初步掌握了一些写稿的基本方法和技巧，稿子见报的次数又多了一些。这给我极大的鼓舞，同时也增强了我的信心。于是我白天采访或搜集资料、读书、看报，晚上写稿到深夜，这已成了习惯。我与稿件已结下了不解之缘。

写作为我消除了孤独失落的痛苦，写作、送稿，动静结合促进了我的健康。我多病的身体一天天好起来，已不是百病缠身的人了，退休后的生活更充实、更快乐。写稿增长了知识，活跃了思维，延缓了大脑的衰老。愿每一个退休后的人都能找到自己生活的支点，让晚年生活充满乐趣，健康快乐。

我的养生经验谈

徐培俊

今年我 77 岁，齿坚发黑，耳聪目明，思维敏捷，精力充沛。遇到熟人和亲友，都说我不像 77 岁的老人。如果说我有什么养生之道，那就是 20 年前，为了身心健康，自撰对联"忘忧更是养生道，不饱真为却病方"，即作为生活指南，实践至今。

忘忧，就是乐观潇洒，有宽容雅量。人生在世，不如意的事不少，哪能常开顺风船，不触犯原则的人和事，忍让一下又何妨？如有一次邻居来玩，不慎将我心爱的一只茶杯打碎，颇感不快，忽忆前人云"人间本少常存物，天下原多可恕人"，顿感释然，见其自责道歉不已，乃含笑答曰："区区小事，何必挂怀！"逗得邻居也笑了，气氛立即好转，谈笑如初。我住在郊区，小桥流水、鸟语花香、风景宜人，诊余之暇，喜漫步郊外，吟唐诗宋词。当此之际，心与古人神会，揣想古代诗人才女当年的神态风采，如见其人。这种跳跃思维的意识流，使我心旷神怡，顿感自己年轻了许多，真是妙不可言。

不饱，就是一日三餐不要吃太饱，八成即可，尤以晚餐更要少食，并少食高蛋白、高脂肪的菜肴。因晚餐的摄入过多，活动又少，日久皮下脂肪堆积，极易促发肥胖症、高脂血症、心血管病等。掌握好每日三餐的摄入量，便能控制体重不发胖。我过去腹部脂肪肥厚，常感头昏乏力，失眠多梦，血压偏高，自从调节饮食以来，已消除此患，神清气爽，眠食俱佳。

此外，我坚持每天散步 30 分钟至 1 个小时，或闲游公园，或漫步野外，累了，或倚闲亭远眺，或憩石凳沉思，常乐而忘返。王安石诗云："细数落花因坐久，缓寻芳草得归迟。"闲适心情正相似，此亦忘忧之一途也。因之使我的健康状况又进一步提高，我不仅气色佳，精神好，而且面部的老年斑也消失了。

这些收获，我认为归功于以下三点：①忘忧，情怀豁达，笑口常开。②不饱，三餐多素少荤，不过饱，不贪甘肥，尤其是晚餐，更注意适可而止。③散步，心怀闲适，安步当车，健康跟着脚步走。愚见如此，置之老年朋友，以为然否？

我是如何保持健康的

平一民

我已退休十多年，身体主要的四个健康指标血压、血脂、血糖、血黏度都正常，心明眼亮，耳聪腿好，健康快乐欢度晚年。我的养生体会如下：

（1）管好嘴，饮食合理营养全面。先要把好"病从口入"关，饮食坚持低糖、低盐、低脂、低胆固醇，高钙、高蛋白、高维生素。基本上每天喝一杯牛奶（200 毫升），吃 500 克新鲜瓜菜、100 克瘦猪肉或 250 克鱼，吃适量的水果或西红柿，常炖些猪骨头、鸡骨头和豆类汤（加两滴酸醋同煮）补钙。每天三餐吃浓稠稀饭，易于消化吸收，并细嚼慢咽，掌握八分饱，防止胃肠病，坚持不吃或少吃零食，不吃过期变味和不干净食品，不吃煎炒燥热和酸辣等刺激性食品，不吃腌制的鱼肉蛋及酸菜等亚硝酸盐含量高的致癌食品，坚持不沾烟酒。

（2）用好腿，适当锻炼增强体质。"生命在于运动"，每天户外步行、运动半小时，烧水、淋花、晒衣、扫地等家务活动半小时，每周快步走 2 次或 3 次，每次 2～3 千米。每天早上或午后晒一下太阳，促进细胞、肌肉、骨骼和器官的正常功能。

（3）睡好觉，充足的睡眠可增强免疫力和抵抗力。俗话说："食补不如睡好，一晚睡不够，十晚补不回。"睡好才能消除疲劳，恢复体力、脑力，精力充沛，预防疾病，提高效率。坚持睡眠时间7～8小时，午睡1～2小时，睡前刷牙，喝杯开水，保持安静，保证睡眠质量。

（4）护好心，心理乐观抗衰老。古人说："笑一笑，十年少，恼一恼，十年老。"始终保持清醒、乐观、坚强的心态，知足常乐是保健康、抗衰老的精神力量。

（5）用好脑，坚持学习不易老。刀不用会生锈，脑不用会衰老。终生学习，坚持每天看书读报，关注国内外重要大事，看精彩的文娱体育节目，学习卫生保健知识。遇到身边感动的人物、事件，撰文向党报、电台投稿，丰富文化生活，增加科学知识，提高健康水平。

（6）讲卫生，预防为主，防治结合。搞好个人卫生和环境卫生，夏天每天洗澡，冬天每周洗澡2次或3次，保护皮肤清洁。早晚刷牙，饭后漱口，如有牙病及时治疗，不吃生冷、坚硬食品，多喝水，多食青菜、水果和容易消化的食物，注意运动，保持两便畅通，饮食有节，保持胃肠消化好，食欲好。常备一些感冒、腹泻、外伤和消毒杀菌、清热解毒等预防药品。偶有小病在家治疗，如需看医生，应及时上医院，早治疗早康复。

学会淡忘疾病

陆岩岩

中老年人为了身体健康，必须学会"忘记"，比如忘记年龄、忘记不幸的往事、忘记功名利禄等。但我认为，最应该忘记的是身上的疾病。因为中老年人多半患有慢性病，只有做到淡忘，才能多一分愉快，少一分烦恼。

要忘记身上的疾病，说来容易，做起来难。记得前些年我患重感冒住院时，检查出胆囊结石和左心室肥大，心理负担顿时沉重起来。由于过分紧张，天天想着自己的病情，从未失眠的我也开始失眠，饭吃不香，工作没精神。往日看报关注国家大事，现在看报只留心"保健卫生""老人长寿"之类的栏目，情绪也日益低沉。原先在单位我是写材料的"快手"，一篇七八千字的调查报告，一两天就可脱手。现在，面对稿纸，脑子里常常是一片空白。有时明明是肌肉神经痛一下，也硬是往坏处想：莫不是病情恶化？是不是请医生检查一下？一下班就唉声叹气，不是靠在沙发上看医学保健杂志，就是神经过敏地说发现身上某处出现一个恶、一个斑。老伴心烦地喊道："别说了，我耳朵听得都起茧子了！"

一天，我的一位中学同学从海南回家探亲，专程到我家聚会。他比我大一岁，精神抖擞、神采奕奕地给我讲他在海南闯世界的经历。我望着他生龙活虎的样子，羡慕地说："我要是有你这样的身体就好了！"他吃惊地问："怎么？你身体有啥病？"我只得如实对他讲。谁知他听完便哈哈大笑："胆囊结石算什么病？不痛就别理它。左心室肥大？人过四十，身体一发福，左心室有点肥大别太在意它。说老实话，十年前医生就说我有胆囊结石，还说我有冠心病。信不信？不信拿病历给你看！关键是不能太在意它，太在意就成了包袱，没病也急出病。你看我这十多年不是拳打脚踢活得蛮滋润吗？"

从此，我听取老同学的意见，放下包袱，淡忘疾病，情绪一天天好起来。两个月后，单位的同事对我又刮目相看了，"写作快手"的美称又回来了。

当然，淡忘疾病并非无视疾病的存在，关键是在战略上藐视它，在战术上重视它，定期检查，按时服药治疗，这可是不能忘记的。

快乐其实是道养身药

卿　晨

老友在一起聚餐，酒余饭后，大家准备离席，其中一位说："对不起，请稍等，我还没吃最后一道菜。"我们颇觉奇怪，连水果都早已端了上来，哪里还会有最后一道菜呀？没等相问，只见他从衣袋里掏出一个小药盒，从中取出一片药送入口中，用矿泉水送服……这一下，我们都清楚了——原来，他是把药当作了自己每餐的最后一道菜来吃的。他前几年患了糖尿病，经医生诊断为Ⅱ型糖尿病，每餐之后都要服药。我见到一些患有糖尿病的老年人，常常被这种难医治、难断根、常年不能离药的病症闹得愁眉苦脸，心理压力很大。这位朋友则不同，他没有被疾病吓倒，也没有因疾病而忧愁，而是以平常的态度从容待之。

我曾看过一位著名医学教授谈健康的文章。他说，人体的许多疾病，特别是心脑血管病、糖尿病之类的疾病，医治方法主要有三条：一是注意饮食，要能够"吃"出健康。二是注意锻炼，因为"生命在于运动"，运动出健康。三是保持良好的心理状态，乐观的心情有助于健康长寿。其中，良好的心理状态是第一位。没有好的心理状态，老是不开心，没病也会憋出病，小病会成为大病。这样一来，"吃"得再注意，锻炼坚持得再经常，也都白费了。从一定意义上讲，快乐就是最好的健身。

相声中"笑一笑，十年少；愁一愁，白了头"的说法并非笑谈，而是对生活经验的总结，其中包含了生命与心态的关系。良好的心态是人们走向衰老的延缓剂，不良的心态则是人们走向衰老的助推剂。心态年轻，人自然也就会老得慢。

经验告诉我们，心态好的人往往不易得病，心态好的人在与疾病的抗衡中比较容易获胜，心态好的人大多长寿。人活一世大致有两种心态：一种是兴高采烈，欢乐开怀；一种是多愁善感，郁郁寡欢。俗话说，人生一世，转眼就是百年。生命是珍贵的，与其愁眉苦脸、憋憋屈屈地度过，不如高高兴兴、快快乐乐地度过！

快乐与否，疾病是一个重要的考验，也可以说是每个人都要过的"关"。身体健康，没病没灾儿的时候，自然少不了快乐。疾病缠身，痛苦随之而来，甚至威胁到生命安全的时候，要能够做到快乐如影随形，就不那么容易了。病而能乐，特别是多病而乐、久病而乐，是乐观主义的态度，也是有修养的表现。

最近，读到于光远先生在纪念不久前病逝的任仲夷的一篇文章中，谈到了任仲夷对待疾病的乐观态度，其中特别谈到了他对疾病表现出的幽默。任仲夷说，人的一生就是"呱呱地生，快快地长，慢慢地老，悄悄地死"。任仲夷曾经做过胆囊手术，所以他说："我原有的小小的胆去掉了，现在浑身都是胆了。"他的胃被切除，于是他说现在自己是"大无畏（胃）了"。他的一只眼睛不好，他便说自己是"看问题一目了然"。他每天吃东西不少，但是体重不增加，他说自己是"大进大出，两头在外"。医院要对他定期做身体健康检查，他说自己被"双规"了。尽管他身上多处患病，但仍活得有滋有味。任仲夷能成为92岁高龄的老人，不能说与他对待生活、对待疾病的乐观态度无关。

人们不一定都把药当做菜来吃，但应当要有把药当做菜吃的生活态度，有了这种心态，不仅能战胜疾病，也能挑战生活中的一切困难和挫折。

我的健康长寿之宝

韦宝鸾

我是一名医生，今年 70 多岁，退休已经十多年了，身体各项健康指标都在正常范围内，所以单位继续返聘我，至今一直坚持上班为病人看病。闲时还写了几首诗歌来鼓励自己，如"人到七十古来稀，世上难逢百岁余，健康长寿有绝招，吟诗看报下象棋"，"人到花甲似夕阳，老当益壮不离岗，社会安定讲和谐，尽把余热献给党"。我的养生体会有以下三个方面：

（1）保持良好的心态。每个人都想要健康长寿，但不能盲目想象，应该用科学的方法来养生。在和谐社会的基础上，人与人之间的和谐，父母与子孙的和谐，特别是夫妻的和谐，要做到同舟共济，有难同当，有乐同享，不弃不离。上下左右邻居和谐，要用宽容的眼神看世界，遇事要冷静、忍耐、谅解，要有高姿态，不能斤斤计较，能退一步，就要退后一步，保持和谐使心理平衡。所以有诗云："忍字高来忍字高，忍字头上一把刀，若能忍住心头恨，事后方知忍字高。"

（2）饮食养生。按照科学来饮食，保持身体所需的营养，有条件的每 3～5 天更换一次菜谱，保持清淡饮食为原则，不要过分地饮食辛辣厚味、油腻不易消化之食物等；饮食要新鲜，不吃霉烂变质的食物，按时进餐，不能过饿过饱，多吃水果、蔬菜。

（3）锻炼身体。生命在于运动，早睡早起身体好，保证 8 小时睡眠时间，充足的睡眠可增强免疫功能和抗体。晨起到户外活动，快步或慢步行走，约 30 分钟到 1 小时。呼吸新鲜空气，多看绿色的花草树木，这样可以消除眼睛疲劳。坚持早晚刷牙，饭前洗手，饭后漱口。闲时看报、吟诗或写稿，临睡前看书 1 小时，这是一种很好的助眠剂。保持趣味性、幽默感、轻松感，要乐观无烦恼。生病及早治疗，早日恢复健康。做到活到老、学到老、用到老，就是健康长寿之宝。

我的养生六字诀

关源栋

我今年 76 岁，吃得香，睡得好，腰不酸，背不痛，眼不花，耳不背，手脚灵活自如。这样的岁数身体还能如此健康，主要是我平时比较注重养生，喜欢看一些有关养生的书籍、报刊，了解养生的有关知识。

养生是为了求得身体健康，从而延年益寿。如何养生，我的体会是，遵循中医养生之道，预防为主，防治结合。概括起来，就是"情"、"律"、"衣"、"食"、"住"、"行"六字。

（1）"情"，即心情、心态。任何时候、任何地点必须保持舒畅的心情和乐观的心态，淡泊名利，遇事平静，切忌喜怒无常。

（2）"律"，即规律。万事万物均有律。养生中必须做到生活有规律，按时作息，定时定量餐饮，按时如厕，忌杂乱无律。

（3）"衣"，即衣着。根据春、夏、秋、冬四时天气变化而适当增减衣服，做到冬不露足，夏不露腹，防止风、寒、湿、暑等外邪侵身。

（4）"食"，即饮食。坚持"五谷为养，五畜为益，五菜为充，五果为助"的饮食原则，忌暴饮暴食。

（5）"住"，即居住场所。住所务必通风透气，光线充足保持干燥，防止潮湿，潮湿容易诱发风湿疾病。

（6）"行"，即行动。坚持活动，适量运动，以增强体质，同时运动可使关节灵活，肌肉有活力。

三招养生寿自长

周国聘（口述）　刘正平（整理）

我于 1916 年 5 月生于湖南省邵阳县下花桥镇，青年时期接受过中等师范教育，目前 94 岁高龄。退休前，供职于邵阳汽车运输总公司职工学校。我觉得，人生在世，做人各有其志，养生各有其道。我能活到 94 岁，并没有什么出奇制胜的高招，简单说来有三招。

一是讲究心态平衡。20 世纪 50 年代中期，我曾被评为省劳动模范而披红挂彩。60 年代中期至 70 年代中期，在这十年动乱时期受到过不公正待遇，但是不管是大红大紫还是身处逆境，我都泰然处之，总是保持一种良好的心态。因为人生在世，不戚戚于功名富贵，不苛求于健康长寿，不违反自然规律，才能有益于身心健康。退休以后，我走进邵阳市老年大学与诗联界高手交朋友，使晚年生活十分充实。在居室里，我题联自勉："小楼容我诗书画，大地任他车马龙；三尺讲坛通宇宙，一支粉笔谱春秋。"在 90 岁生日前夕，我也写了一副自寿联："箪食布衣，身无铜臭心常乐；益民兴国，腹有书香气自豪。"后来，我又写了 4 首自寿诗，标题分别是喜逢盛世、乐育英才、永不退休和永结同心。

二是坚持锻炼身体。20 世纪 60 年代初，我在企业基层工作期间，把国家推广的第一套广播体操作为职工的"工间操"，并担任领操，很受职工的欢迎。也是从那时起，第一套广播体操就成为我强身健体的法宝。1984 年 10 月，我年逾花甲后，在长期坚持广播体操的基础上，又自编了一套"扶栏操"，就是扶着栏杆做操。把两个操加起来连续作，需要 20 分钟左右。40 多年来，根据季节变换和天气情况，走廊、阳台和客厅，都成为我做操场所，即使外出旅游，我也从不间断。

三是饮食荤素搭配。在物质生活上，我坚持做到以素为主，以荤为辅，荤素合理搭配。平常对乾隆皇帝的"吐纳肺腑，活动筋骨，十常四勿，适深进补"十六字诀也感受颇深。我之所以能经常保持血压基本正常，体重胖瘦适中，长年很少感冒，与我长期坚持体育锻炼分不开，也与我平常在饮食上做到荤素搭配密切相关。米面杂粮搭配，荤素三七分成，戒烟限酒讲文明，健康长寿把年延。

我有三个经验方

薛福连

我今年已 79 岁了，在这几十年中，总结了三个经验方。

（1）唾液。我四十岁以前患胃溃疡，胃反酸非常严重，药没少吃，钱没少花，就是治不好。某刊物上登载唾液可治各种胃病，不仅能助消化，而且还能杀死各种癌细胞。我就按照介绍的方法，每天咽唾液 5～6 次，每次咽 5～6 口，结果咽了半年胃病就好了，一直咽到现在。于是写七绝一首纪念：唾液均从腺体生，每天分泌 1升，坚持口水经常咽，酸泯沉疴愈赞声。

（2）柳叶茶。我十几年前突然患慢性胆囊炎，每天犯 5～6 次，罪没少遭，就是治不好。1997 年 3 月，某刊上刊登了柳树全身入药的报道，柳叶、柳皮、柳根都有消炎、解毒、利尿的功效。4 月末柳树发芽，我抱着试试看的想法，采柳叶制成茶叶天天喝，结果喝了十几年，病再也没犯，到医院检查胆壁还是厚的，但是从来没痛过。又写七绝一首纪念：防病去疴柳叶茶，妙方一剂效堪佳，餐余倘作寻常饮，老树回春欲绽蕾。

（3）安乃近。我这大半生中，一旦外感便吃两片"安乃近"，2小时后，到浴池洗澡后病立即就好。当然此药不能常吃，它杀死白细胞，很易得败血症。再写七绝一首纪念：百病均由外感牵，预防为主莫休肩，伤风一旦侵于体，服药熏蒸可自安。

坚持四颗"长寿丸"

刘沛芳

著名心血管病专家胡大一教授在一次公益健康讲座上说："活不到 90 岁，那是你的错。"胡教授的诀窍是四个要点："戒烟限酒，合理膳食，有氧运动，心态平衡。"胡大一教授认为这 16 个字做到了、坚持了，就等于吃了四颗"长寿丸"，人活到 90 岁就不是梦了。

胡教授的四个要点确实是老话，但是要做到也很不容易。对我来说，好似一面镜子，时刻提醒着我，一直坚持着。如戒烟限酒，我就不吸烟，酒喝一点，从不过量。合理膳食，吃粮都是粗细搭配，特别是红薯，几乎一年四季天天吃，一年要吃好几百斤呢！没有红薯就吃红薯干。吃菜以素为主，肉类以鱼为主，从不大鱼大肉、暴饮暴食。有氧运动，长期坚持晨练、散步、做自由操，如三转（转颈、转腰、转腿）、抖肩、扩胸、深呼吸等，一旦雨天就在自家阳台上做，晚饭后与老友散步聊天，白天看看报，写点小文章。心态平衡，退休之后只求心态调整平衡，身心健康就是福，自由自在天地宽。

如今，我已 84 岁，身体硬朗，脸色红润，耳不聋，眼不花，脑子也不僵。不少老年人看到我都说"越活越年轻"，问我有什么诀窍，我说诀窍没有，只是按照胡大一教授四颗"长寿丸"去做，一颗也不能少。他说"活不到 90 岁，那是你的错"，是在提醒我们都要把四颗"长寿丸"落到实处，长期坚持下去，做到"老树春深更着花，老当益壮度人生"，争取活到 90 岁。

五方养生，祛病健身

李学高

二十多年前，凡遇气候变化，我自感腰酸腿痛，四肢行动不便，长期的风湿疼痛，折磨得我体弱忧虑，使我未进 60 岁就长白发、皱纹，体质不佳。四方求医问药，费用花了不少，效果不大。1996 年我退休后，通过读书看报，收集民族民间和中外名家养生保健秘诀及经验，结合自身实际状况健身，取得了很好的效果。现在，无论气候如何多变，我腰腿四肢也轻松方便，风湿感冒没有了，白发变乌发，驻颜转老少，亲朋好友都夸我身体好。我健身防病的养生体会如下：

（1）读书看报是人生智慧的源泉。看书报易醒脑，扩展视野，更新知识，信息广心胸宽，脑灵心窍开，面对生老病死，不急不气不忧伤，顺其自然。

（2）科学饮食，营养调匀。人以食为天，现在物质丰富，环境优美，但还要会生活，科学饮食才有健康的身体。粗细粮常掺杂，菜食品种常调剂，顺应时节调剂饮食，炎热季节选食凉性食物，寒冬选食热性食物，按时按量进餐，调和食养不得病，营养平衡神气兴。

（3）按摩全身，祛病健康。根据按摩和刮痧经验，结合自身状况，坚持每天早晨起床前和晚睡前在床上自我按摩，早上从头按摩到脚，晚上从脚趾按摩到头部，对全身不同部位用不同方式按摩。

如双手分揉左右耳，干洗脸，梳头，摩脖颈部，左右手互搓擦，只要能摩到的部位都可以按摩，以自我舒适方便为宜，但要持之以恒，达到舒筋活络，保持血液循环畅通。

（4）每天两次澡，健体防感冒。早洗脸、晚洗脚时，同时洗全身。根据体质和时节，冬天毛巾浸湿水扭干，擦全身 2 次或 3 次，春夏季节可直接用温水或冷水洗全身，毛巾擦干。经过六年的实践，既保持皮肤湿润、清洁、光滑、舒爽，又使全身舒经活血，血液畅通，健体抗感冒，杂病不来找。

（5）走路强腿，健体强身。坚持多步行，多爬楼梯，少用优待证，少乘电梯。走路是最好的健身运动，每天坚持走路 4～6 千米。我还经常上山背水。路常走，腿常动，四肢百骸常练，强腿健身平安省钱。

"老顽童"与"老不死"

姚硕仑

老友们为我起了两个绰号，一个是"老顽童"，另一个是"老不死"。"老顽童"这个绰号是说我生性好玩，"老不死"这个绰号是因为我今年已 82 岁，身体还棒棒的，一年到头大病没有，小病不生。我觉得"老顽童"和"老不死"两个绰号之间还有点因果关系，因为好玩，玩得开心，心情才会愉快，生理上得以舒展，从而促使身体健康，延年益寿，也就老而不死了。

我爱玩的方面很多。如玩邮票，集邮是我的终身爱好，观赏邮票可以研究邮学，丰富知识，扩宽视野，使我能为江苏省东台市集邮协会编辑出版《东台集邮》报 50 期，我自己还编写了一部《中医中药邮集》，参加江苏省盐城市邮展，获得三等奖。又如我爱玩报纸，当然报纸不是用来玩的，我是在搜集资料。不瞒你说，我在走路时看见地上有一张报纸，都要捡起来，但请不要误会，我不是拾荒的，我是希望在这张报纸上能找到我需要的资料，一旦发现就如获至宝。剪报这项工程我已坚持了 60 多年，功夫不负有心人，我把这些资料分门别类，整理成 200 多个条目，装订成 200 多册，共2000 多万字。原《东台日报》总编曾为我写了一篇稿子，刊登在《东台日报》和《盐阜大众报》上，引起了盐城市图书馆的注意，专门来我家拍摄专题片，来的同志还"考"了我一下，说："我们想看看蝴蝶的资料。"我随即在书柜里抽出昆虫的册子，翻到了蝴蝶那一页，他们很惊奇，因为他们在资料上看到不仅有蝴蝶的品种和生活习性，还有世界上不少名贵品种，如台湾地区的"淡色小纹青斑蝶"、美洲的"彩蝶王"……

在我爱玩的项目中，太极拳、少林拳、气功是少不了的，九节鞭、耍单刀我也玩，而且还玩出了名堂。2004 年，中央电视台举办的"夕阳红"全国健康老人电视大赛，我报名参赛了，在南京赛区（全国分八个赛区）我打了一趟少林拳，舞了一趟九节鞭，赛后虽然没有得到名次，但我有重在参与的心态，老年人就应该自寻乐趣，追求自我，展示自我，颐养天年。我的爱好是多元化的，除了上面说的，我还有玩花草、玩根雕、玩烟标、玩水石及盆景等爱好。我想，我身体健康没病没痛，恐怕是与我的爱玩有很大关系吧！

无皱纹的秘诀

陆炳生

我常回老家广西阳朔县，遇见熟人、老友、老同事、老学生，每个人都说我不显老相。我的一位老态龙钟、五十多年前的学生说：

"我都七十岁了，您该近八旬了吧！怎么您眼不花、耳不聋、背不驼，走路轻快，脸上、额头、眼角没有一点皱纹呢？"这位学生说的是心里话、真话，也是事实。那么我怎么会有这样的身体呢？

第一，胸怀坦荡，心平气和。哪怕遇到不如意的事，都不放在心头，不计较，做到"忘记昨天，过好今天，憧憬明天"。因为思多伤脾胃，悲则伤肺，怒则伤肝，恐会伤肾。当然，过喜也会伤心（脑）的。所以，低调生活，广交朋友，和睦相处好。

第二，培养多种爱好，多变换活动方式。牢记"久站伤骨，久坐伤腰（肾），久睡伤气"。读报写字，玩牌下棋，看电视，打乒乓球、羽毛球，逗小孩玩，这样既开心又益身心。

第三，不忘体育锻炼。坚持做中学生的广播操，强化颈、腰、腿的锻炼，预防这些部位的骨质增生（已有增生者可缓解其痛）。练习脚跟走、脚尖走、小跑，放松走，变换着练，贵在坚持。

第四，每天起床前，揉搓双耳，面部额头、眼眶、眼角、鼻梁上的印堂穴、迎香穴和鼻下的人中穴。起床后，也不定时地揉搓这些部位几次。天天、月月、年年如此，有兴趣的朋友不妨试试。

"一点两少两低" 养生法

郑桂初

本人属虎，已度过74个春秋，现腰不弯，背不驼，眼不花，耳不聋，各种"零件"磨损不大，整部机器运转正常。和别人互问庚辰，少报"一圈"（12岁），都没有人怀疑。我的养生秘诀概括起来是六个字：一点两少两低。

"一点"：俏一点。俗话说，"有钱难买老来瘦"，其实人到老年，胖瘦天然，不必刻意追求"老来瘦"，我倒觉得应当改为"有钱难买老来俏"。我这个人很注重自己的仪表，特别是衣着打扮。俗话说"马靠鞍装，人靠衣装"，合体的衣服，严整的外貌，能使您充满自信，青春永驻。年轻时，没有条件赶时髦，但我注意整洁，勤洗衣、勤刮脸，注重仪表仪容。进入老年，经济条件相对改善后，我通常是西装革履出现在社交场合，高档、时尚的休闲服，只要力所能及，我都管买管穿。偶尔也光顾光顾美容厅。我深深体会到，"老来俏"确实是一剂返老还童的良药，为老人的健康长寿提供了良好的心理保证。

"两少"：一是"少钱"。我从小受苦，一直处在低工资、重负担的境地，改革开放后才进入温饱，退休前后才靠国家发展、自己"笔耕"进入"小康"。没钱省着过，有钱要会花，这就是我的金钱观。子女有工作，自己有养老金、有医保，留钱干什么。因此，我一直处于少钱或不留钱的相对清贫状态。有一点贫穷感的人欲望低，容易满足，一顿饱饭、一件寒衣、一场喜雨、一届丰收……这些对有钱人不屑一顾的小事，对少钱者来说便是"望外之喜"，都会给他带来极大的快乐和幸福。二是"少食"。改革开放以前是吃不饱，改革开放以后是老了吃不下。因此，我始终没有饱食的习惯，身体始终保持不瘦不胖，没有过剩的脂肪，没有高血脂、高血压等心脑血管病之累。

"两低"：一是"低热量"。我喜爱素食，即使是进入小康状态，也很少吃肉。事实上，因为长期"低标准，瓜菜代"的生活，我的肠胃系统，已经不能容纳大鱼大肉等高热量食品。现代医学证明，低热量是延年益寿的基础。二是"低消耗"。我很注意劳作有时，不急不躁。每天晚上十点便上床休息。冬天睡得更早些，早上要七点左右才起床。进入老年后，睡眠少了，也宁可躺在床上静思。这种喜静少动的习惯，使我的体能消耗相对减少。现代医学认为，人有一定的生存能量，生存能量消耗的快慢，决定着人寿命的长短。

这就是我的"一点两少两低"养生秘诀，是否有通用性不得而知，但至少对我自己是十分适用的。

我的养生体会

邵早南

我是已古稀的平民，平日里就知道日出而作，日落而息，柴米油盐酱醋茶，平平淡淡每一天，不懂什么叫养生。今年经朋友介绍，订阅了《民族医药报》，看到某日的医药园地栏目中有一篇文章叫《叔父的养生之道》，受到了一些启发。我把平时的生活规律加以总结，那就是我的养生之道了。

（1）一日常规。每天6点钟起床，刷牙、洗脸后，喝一杯温开水，然后到田间地头转一圈，回家吃早餐。早饭后下地干活，以手头活为主，如削草、种菜等。在劳动时不急不躁，干活1～2个小时，休息时看看电视。中饭后午睡1个小时，起来到老年协会看报、下棋。6点钟吃晚饭，饭后到游乐园走走，遇人聊聊天。9点钟前上床睡觉。一日常规，天天如此，雷打不动。

（2）粗菜淡饭。我的经济来源少，吃得自然很清淡、很简单。早餐花生末送米粥（有时吃点小米粥）；中餐大米饭，以时令菜为主，偶尔也吃些菜腥，喝点高粱酒；晚饭吃自己做的切面或玉米糊。自觉粗菜淡饭实质并不差，它的营养价值很高，含有丰富的碳水化合物和多种维生素。所以，平时很少生病、吃药，身体好。

（3）和睦相处。要做到这一点，首先要正确对待自己，正确对待他人，正确对待社会。遇事笑口常开，与老伴互爱互助，与儿女和谐，与邻居及他人和平共事，不为金钱、地位、权力伤透脑筋，不为鸡毛蒜皮小事而丧失和气。

我认为健康很简单，平凡、快乐、和谐就是最好的养生之道。

养生，我有一套

一 叶

我是个"茶桶"，茶水从早喝到晚，但我的书房里只有水杯，没有饮水器，不是大意，而是故意。我的书房在这一端，水放在那一端，好比南极与北极，杯中水少了，不得不踱过长廊到另一端打水，然后走回来，休息了双眼，活动了腿脚。

我是个书痴，起床后午饭前，坐于书房读书，雷打不动。于油墨间品味人生，读到好诗、好文章，放声朗诵，愉悦精神，调理气息。

我有散步的习惯。我的健康格言是：人是动物，不动就成废物。太极费时，游泳费钱，散步则惠而不费，随时随地。我的散步随季节而变，春秋早餐前，冬天早餐后，夏天晚餐后，此时阳光不灼人。我一度脚趾抽筋，显然缺钙，喝牛奶、吃钙片、灌骨头汤，不经太阳光合，好比"瞎子开双眼皮——浪费表情"，钙质不被吸收。我坚持"散步阳光浴"后，抽筋之疾，不知不觉不医而愈。

我有午睡的嗜好，雷打不动。也许是愚昧的猜测，但我深信不疑，午睡就是让心脏这个动力泵熄火冷却休息，睡后精力充沛，一天两觉，等于有两个高效率的早晨。我曾患心脏早搏，自从按时午睡后，脉搏正常了。

我的自画像：面目像良民，态度像顺民，习惯像农民。目前，除了鬓角有些"二毛"，其他依旧当年，行如风、站似松、声如钟，尤其"声音咣咣响"，既不吃补药，也不吃苦药。我认为，健康是不在于医生说了些什么，而是在于自己做了些什么。

我的退休生活，我的健康梦

李月兰

我是一名退休教师，1993 年退休之后，第一件事就是订阅《民族医药报》，至今从未间断。每期报纸送来，我都看得非常认真，有用的医学知识，我都把它剪下来，划上红线，点上红点，装订成册，经常翻阅。我喜欢研究老年病的防治，同时我还订购了许多中医、中药、针灸学等书籍，着重钻研经络学、腧穴学。

我时常在家免费为群众治疗风湿、类风湿关节炎、肩周炎、腰腿痛、肠胃病、呼吸系统病等疾病。在助人为乐的同时，也重视自身和家人的养生保健，受益匪浅。如今，我俩身心都很健康，每次体检一切指标都很正常。我一有空就坐下来，手工自制敲打健身棒，送给身边的朋友、同事，并教他们如何使用。这是我从书上学来的，对自我强健体魄很有帮助。

除此之外，我还积极参加老年大学保健班，与大家共同探讨老年养生保健；参加各种体育活动，如乒乓球、门球、气排球、台球等，不但在县内各项比赛中经常得奖，而且还多次参加市级的比赛并获得名次。朋友们见到我都说我越活越年轻，我自己也觉得越活越有声色，越活越丰富多彩。老年朋友们，要好好珍惜退休以后的生活，摆正心态，积极锻炼，多多学习，多多参加社会活动。对于老年人来说，没有什么比健康更重要的了。

长寿也要讲究质量

白 云

朋友跟我说，广西巴马县是世界长寿乡之一。有一次，区级有关部门请一些百岁老人到首府南宁来讲述长寿经验。活动之余，有几个长寿老人非常感叹："要是我们也生活在城市中，吃得那么好，住得那么舒服，就是让我们少活 50 岁都愿意！"寿星翁的话并非客套话，而是由衷的感叹。长寿要追求，而人们更要追求长寿基础上的生活质量。生活质量高，并不只是吃得好、住得好、玩得好那么简单。生活质量不外乎两个方面：精神享受与物质享受。

（1）精神享受方面的保质保优。在这方面，保持乐观向上的情绪至关重要。一个刚出生就忧愁地计算着哪一天会死的人，一辈子都不会有快乐，还不如不到这个世界上走一遭。与人为善，搞好人际关系；追求事业成功，不为小事所烦心；爱心永结，一心一意，白头偕老……这些都是精神养生的重要方面。对于老年人而言，有意识地培养自己对社会、对家庭的有用感，也是长命百岁的精神支柱之一。诸如参加义务交通管理员、社区治安协助员，甚至带孙成长，发光发热，都是精神享受的重要组成部分。

（2）物质方面的保质保优。在这方面，要防止两个极端：一个极端是"少食"，认为自己老了，吃多了会使血压、血脂升高，不如留给后代子孙多一些钱财。其实，适当享受，不要过于吝啬钱财，尤其是病患者，适当享受一下口福，一般不会影响到病情的康复。子孙自有子孙福，首先是要考虑自己的身体。老人的身体健康了，就会少生病。少生病，也就是为子孙多留钱财，因为生病后开支是颇大的。另一个极端就是大吃大喝，大鱼大肉。随着人民生活水平的提高，不少人喝名酒、抽名烟，比谁的酒量大，比谁的烟抽得多，甚至沾上不良生活习惯，如嫖妓、赌博等。遇喜庆佳节，朋友相会，偶尔饮一二杯酒（以 100 毫升白酒、一瓶啤酒为限），抽一两支烟无可厚非。但是，如果天天经受"酒精考验"，搞得咽炎频发、痰多咳嗽、肝脏受累、老年痴呆，这又是何苦呢？又如何谈得上享受生活呢？

至于抽烟，更是一种不良习惯，能少抽就少抽，能戒掉就戒掉。没有生活质量，又与"行尸走肉"有何区别？话虽难听，但却是肺腑之言！在此借报纸一角，与老年朋友共勉。

我的"四水"养生法

胡佑志

我常年坚持"四水"养生，不但不会感冒，而且面部皮肤红润，睡眠香甜。

热水泡脚：每晚睡前 1 小时，用热水泡脚 20 分钟左右，水温控制在42 ℃左右。水的深度应超过脚踝骨，泡脚后按摩涌泉穴。

冷水洗脸：常年坚持每天早上起床后用冷水洗脸。此法既可预防感冒、鼻炎，又可改善面部皮肤的弹性和色泽。

盐水漱口：盐水有清热解毒作用，若长期坚持饭后用温盐水漱口，不仅可以防止口臭，而且还能清除口腔异味。

温水刷牙：坚持温水刷牙，可保护牙齿健康，少生牙病。

寿从笔端来

庄文勤

　　父亲酷爱写字，与书画结下了不解之缘。父亲说书画是一种修炼，观画如观人，见字见其心，我对这些话从未深究揣摩，以为不过是一种套话而已。常有朋友谈及父亲字画，说父亲长寿与此密不可分。

　　父亲把书画作为他人生最大的生活乐趣。他的房间很简朴，仅有一桌、一床、一书架。墙上挂着他的书法作品，草书作品牵丝引带，小篆作品珠圆玉润……给人一种简约凝练、流畅自然的感觉。有人问他为什么这么大岁数还这么热衷练习书法时，他笑呵呵地说："只有努力学习、勤动脑筋，生活才有滋味，才能长寿。"

　　父亲一直坚持练习书法。他坚持写好每一个字，把自己的喜、怒、哀、乐都融在一点、一撇、一勾、一捺当中。书法成为他表达情感的一种方式，他甚至从习惯性地书写转变到了情不自禁地书写。或许他书房墙上的对联可以表达他的心灵：勤书绘画磨岁月，修身养性过迈年。父亲每一幅书法作品都横竖成行，秩序井然，看上去简洁疏朗，平淡中凸显钢骨。他常说："书，心画也。"

　　寿从笔端来。医学表明，练习书画对于治疗许多中老年人常见的疾病很有帮助，而且练习不同的书体还能起到不同的保健作用。俗话说："洗笔调墨四体松，预想字形神思凝。神气贯注全息动，赏心悦目乐无穷。"书画的养生功效其实就在于它融和了体力劳动与脑力劳动，可谓动静结合。书画练习，不仅要求作者保持身形，巧妙地运动手、腕、臂，将内心精神世界运筹于手中之笔在纸上尽情释放，而且需要全身心地投入，一心一意，排除杂念，因此一幅作品练习下来，相当不易。另外，书画练习时讲究笔与心结合，此时"心神一静，随息自然"，人能很快进入一种轻松舒适的状态，练习完后更是神清气爽、心旷神怡。看画、作画、赏画，耳濡目染，心灵自然在潜移默化中得到净化——淡泊宁静，荣辱皆忘，习字作画，不亦乐乎。

常言道，琴棋书画养心，梅兰竹菊寄情。传统医学认为，手指通七经八脉，运动手指等同于运动全身经络。经络通，气血通；气血通，病症除。还没有接触书法的朋友，不妨在学习、生活之余，每天坚持练习书法或作画，这样不仅可以陶冶情操，而且还可以养生保健，强身健体。

综合篇

订 报

罗 华

爸爸是个行政干部，十分重视民主。每年到报纸征订的时候他总是召集全家老小开一个"家庭民主生活会"，讨论新年度的订报问题。

我们都反对，说爸爸的这些民主有点过分了，订一两份报纸开什么家庭民主会，他订下不就行了。可爸爸不同，他像是形成了规章制度一样，一定要开会。没有办法，我们只好听从。

刚进晚餐，爸爸像怕我们跑了似的对全家人发布命令："吃罢饭开个民主家庭会，讨论明年订报问题，谁也不得缺席。"

我和姐姐吃得快，吃完饭没事就先在一边看当日的报纸。弟弟是个足球迷，吃完后就想出去看一场足球表演赛，所以他几次提醒爸爸吃快点。可是爸爸那几颗老牙就是不听使唤，老是吃不快，催多了爸爸也不好再拖，于是干脆放下碗原地开起会来。

"新年订报时间又到了。我们一家样样都有，但不能没有报纸。我是一家之主，召集大家讨论讨论明年全家的订报问题，也就是集中大家意见，看哪一份报纸最适合我们做家报。充分发扬民主嘛，我不能一人说了算，大家都谈谈自己的看法。"爸爸开了场。

"现在我国体育各项都发展很快，唯独足球上不去，而我们家又都很关心足球，我看就订一份足球报吧。"弟弟抢先发了言。

"现在举国上下各行各业都要加强党的建设，我们都是党的儿女，我看还是订一份党报好。"爸爸接着说。

在家里，我是一个中性人物，一般场合我是不发表自己意见的，但这会儿我不能不发表自己的看法了。"我们生活在一个科学的新世界，日常生活离不开科学文化。我看还是订一份有关科学文化方面的报好。"我说。

会场开始沉默，谁也不再发言。这时只有姐姐和妈妈没有发言。妈妈也许是受"三纲五常"旧思想观念的影响，从来就不在爸爸面前发表自己的意见，只要爸爸说的她都赞成，所以实际上也就是姐姐一人还没有发言。于是大家把目光移向了姐姐。

姐姐不好再沉默下去，也就说了："我们姐弟三人都生活在外面，有时一天才回家一次，有时甚至两三天才回家一次。现在爸妈年纪都大了，而且身体也不好，有时有一些小病也得自己跑医院，真麻烦。如果家里有一份医药报为他们解决一些常见的小病就好了。"

姐姐的话像一根点燃了的导火线，一下子使会场又活跃起来了。

"对，订一份医药报！上个月我参加球赛，手腕被折，换了好多药都不好，后来一位朋友告诉我《民族医药报》上说山羊骨可以治好骨折，我便到街上草药摊买了一根山羊骨，按报上说的将三花酒把山羊骨磨成膏抹在手腕上，不几天就好了。"弟弟抢着说。

"今年三月初我们单位张主任的小女回娘家突然小便不通，一时找不到医师，张主任突然想起《民族医药报》上曾刊登过洗米水可以治此病，便给小女喝了半碗洗米水，不料竟给治好了！"我像发现新大陆一样也抢着发言。

"《民族医药报》确是一张好报。去年我半夜常发寒，吃了很多药都不见效，后来我在报上看见青萝卜丝能治夜寒的秘方，便偷偷试着吃了几次，结果竟很有效呢！"妈妈终于打破常规，也发了言。

"好，那就订一份《民族医药报》为家报。"爸爸像处理大问题一样作了决定。

于是，15 分钟的家庭民主生活会就这样结束了。

战胜胃癌的体会

蒋水明

1991 年 3 月,我的胃部有些隐痛,认为是胃痛,不足为虑。两个月后的一天晚上,突然恶心吐血,接着大便的颜色似柏油。妻子发现我的病情非同一般,马上陪我去医院看病。住入医院后,胃镜检查报告提示:胃癌。我面对这份报告单,手发抖、脚发软、头发晕。妻子安慰我,要我宽心。医护人员看出我的心事,安慰我,要我放心,配合医生做好手术。术后,切片活检确诊为早期胃癌。医生说我是不幸之中的幸运者,帮助我解除了思想上的包袱。

我手术至今康复已有 6 年多,有以下几点体会:

(1)要早发现、早诊断、早治疗。我从胃痛到确诊胃癌再到手术,前后仅 2 个多月时间,这样就使我为战胜癌魔赢得了宝贵的时间,也为康复奠定了基础。

(2)走群体抗癌之路。手术后,我参加了杭州市癌症康复俱乐部,积极参加杭州癌症康复学校学习,在俱乐部组织的活动中,寻找癌症朋友,学习抗癌知识,总结抗癌经验。我深深地体会到,俱乐部是我们癌症病友第二个温暖的"家"。

(3)量力而行,进行必要的体力锻炼。1991 年 9 月我参加了俱乐部举办的气功学习班。在老师的精心教练下,受益匪浅。6 年来,我始终坚持练功,以强体质,恢复体力。

(4)家庭温暖,饮食的调理。妻子的关怀和细心的照顾,使我增强了生活的信心。

赎　罪

胡子龙

　　我认识他是由于一个很偶然的机会。那天我从县城出发，去鲁南山参加一年一度的彝家高跷节。顺着古驿道走了近三个小时，在一个溪边休息时遇上了他。他说他是南谷人，专门挖些草药给人治病，"如你们那里有人病了，可到南谷找我，我行医不收钱"。我嘴上答应着，心里犯嘀咕："这年头还有看病不要钱的？他挖药治病不收钱，图啥呢？"

　　高跷节结束后，我在鲁南几个小山村逗留，采录民族风俗文化。在一个叫火山的小寨又与他相遇了，他和我打了招呼，就忙着给因放羊摔伤的一个大汉换药。我向小寨人提出了心中的疑问。"你有所不知，这医生给那帮黑良心人害得好苦呀！"一位吸着旱烟的老汉对我说，"他原来就是个医生，医技又好又热心，收费也低，对一些穷困人家从不收钱。几年前，他表弟来找他说有一笔好生意做，因资金不够问他借两万元，他二话不说就借了两万元给表弟。半个月后，表弟带了几个人来到他家，要他帮忙找条船连夜过江。三天后，来了两个公安，把他带走了，原来他表弟和那几个人是做海洛因生意，在省城交易时被公安连人带赃抓住了。他虽然无罪释放，但是他觉得自己帮了毒贩的忙，罪孽深重，就决心免费行医，赎回糊涂中犯下的罪过。"原来如此！他帮大汉换好药又往邻村去了。望着他的背影，我心生感慨：医生和贩毒者，一个是救死扶伤的高尚职业，一个是坑害万家的罪恶勾当，在他看来，只有无私地治病救人才能赎回自己的罪过。好医生啊！相信他会用感情之露洗去心中阴影的。

病后康复宜乐观

徐淑娴

我今年七十多岁，去年因胃穿孔做了胃部切除手术，出院后，体重下降，前一段时间还出现了躺下后即感到头晕的症状。

我去医院向专家求治。专家为我做了详细的检查后说："一切正常。手术后你都想些什么呢?"我告诉他："手术后常常在想，我为什么会得胃穿孔? 因为多年来我从没得过胃病，其他疾病近年也很少患，就是病前一个月，我不小心摔伤了腿，连续服了十多天的跌打丸。难道是服了此药? 总之，我的脑海里常常有奇奇怪怪的想法，让我焦虑不安。"医生亲切地对我说："你常常想着这些不愉快的事情，影响了睡眠。长期失眠会影响健康，头晕、体重下降是必然的。你应多想一些愉快开心的事，这样睡眠好了，头就不晕了，体重也会随之增加的。"他给我开了药方，亲切地叮嘱我说："乐观一点，多想一些开心的事，会好起来的。"

听了医生的话，我茅塞顿开，是啊，我为什么去想那些不开心的事呢? 多想想开心的事吧! 想想我也真是幸运，此次手术能得到医院专家亲自为我主刀，他拒收我送他的红包，还笑着安慰我说："我从来没收过患者送的红包，你的红包也不例外，我会尽力为你做好手术的，请你放心。"在住院的 28 天里，专家每天查房都非常细心地查看我的伤口愈合情况，并详细地询问我的饮食。有了这些医术高明、医德高尚的医务人员的悉心医治，我的病才能这样快地好起来。想到这些，我的心情特别愉快，人也变得乐观起来。心情好了，吃饭也甜，睡觉也香。现在我的头不晕了，体重不再下降，还略有些增加。

人老了，病后康复要乐观，多想些开心的事，把忧虑和烦恼抛到脑后。心情好了，疾病就少了，对身体大有好处，这就是我的一点康复心得。

"小事"不小

韩咏霞

　　我陪同亲友到某医院看病，看到一位医生给病人做检查时，衣帽不整，跷着二郎腿一晃一晃的，嘴上还叼着根纸烟，一边说话一边喷烟雾，这种形象很不雅观，还令病人心中产生不少疑问：这样的医生能对病人认真负责？能否保证治疗有效，用药安全吗？

　　虽说这些疑问是完全多余的，而且衣帽不整、跷腿、吸烟等都是"小事"，并不能说明医生的医术不好，但我仍认为，作为一名肩负救死扶伤职责的医务人员，要时刻注重自己的仪表和给病人留下的印象。也就是说，应从自己言谈举止这样的"小事"着手，克服不良习惯，树立良好行为举止，这样才能使病人对你的信任和对战胜疾病充满信心。有人说"小事最能见精神"，这话是有道理的，一个人的学识素养文明程度，大都反映在普普通通的小事上。因为在大是大非面前，人们的表态会趋于一致的，差别就往往体现在看似小得不能再小的"小事"上了。医院是文明服务的"窗口"，医务人员是人们心中的白衣天使，这些都要求医务人员具备更高的道德修养和文明素质，要做到这点，就必须在任何时候都是大事不能马虎，小事不可随便。所以说小事不小，应从小事做起，从现在做起。

出诊记忆

毛龙发

那天，秋雨绵绵，有个老农来找我，自称是中罗乡阿当罗村人。他脸上的皱纹深且彼此交错，像个干枯的核桃。他蠕动着嘴唇，许久才把来意说清楚："党的政策好了，残疾人做生意可以减免税收，为了生计，我这个有残疾的女儿想申请鉴定残疾等级，做点小本生意。"原来一直躲在背后低着头，揉搓衣角，约十六七岁的小姑娘已是残疾人了。我初步检查，发现小姑娘右下肢功能缺陷已无法矫正，显然是当初受伤处理欠妥留下的后果。我追问了病史，推算日期时才发现，事情的发生巧得令我心惊。

那是被沦为"臭老九"的年代，我被下放到公社卫生院，求救电话通常由公社或大队负责人打来，那时候病人病情往往被夸大，十次有七次上当受骗。一次，我和另外一名医生奉命到阿当罗村出诊，时逢山洪暴发，听说阿当罗村的一座独木桥被大水冲断了，当时我们两人又累又饿，心想基层干部往往夸大病情，阿当罗村病人可能不会有什么问题的，现在桥又断了，何必自讨苦吃，于是半路折回了卫生院。看到眼前这位老农，我便问他："小孩受伤那天，山洪暴发，桥被冲断了，是吗？"他说："没有，那天我们怕医生不敢过桥，一直在那里守到天黑呢。"我原来指望他会说桥断了，无法过人，我会感到好受些，可是……

现在我唯一能做的也许就是尽快为他的女儿做出残疾等级的评定，并告诉他下一步该到什么地方办手续。临别时，他千恩万谢地称道，幸亏遇到了好人办事顺利，免去了好几天的奔波，他脸上那干核桃似的皱纹似乎舒展开了。我的眉头却紧紧皱了起来，如果老人知道事情的真相还会感谢我吗？还会原谅我吗？我久久望着瓦楞上的衰草，听着淅淅沥沥的雨声，脑海浮现出白求恩和南丁格尔的形象，无论战时或和平年代，他们确是医务工作者的榜样。为老农女儿评定残疾等级成了我医德良心的等级。这事经常鞭挞我，迫我奋进，催我自新。

说说医生处方上的字

魏开敏

　　一位同事拿来一本门诊病历，请我辨认诊断和用药情况。接过那本病历，我左瞧右看也看不懂，整本病历犹如一部天书，实在是考住了我这个有二十多年临床经验的医生。我之所以看不懂那本病历，是因为病历上有不少别字和自编字，最关键的还在于那字写得龙飞凤舞，"病情栏"几个字一气呵成，连一个标点符号都没有，"诊断栏"除第一个字能模糊看清是"酒"字外，其他均为蚯蚓般的线条，至于"用药栏"则中西合璧、有头无尾，不知是习惯还是有意保密。

　　其实类似上述的病历或处方，在我们医生开的处方中并非少数，不仅病人看不懂处方，而且考倒过不少同行，甚至是一些专写草书的书法家，这也难怪社会上流行着一种"大夫的字是最难认的字"的说法。

　　近日读报看到一则短文，题目是"大夫字迹难辨，罚"，文章中指出济南市公立医院对医院医生填写处方及病历做了严格规定，不合格者罚。这项措施真是好极了！通过该措施的实行，相信医生的处方再也不是谁也不知的"天书"，病人亦可随时了解自己的病情及用药，有利于病人对医疗服务实施监督评价。

"宣传费"该休矣

沈金凤

星期天我和朋友聊天，谈及奖金时，一位做医生的朋友说他仅开药，每月报酬就近千元。我在想：开药怎么有报酬？他笑着指点迷津，根据医生用药品种不同和数量多少，院方或药厂给医生一定金额的"宣传费"，以刺激医生多开药，如开一瓶环丙沙星水、一支丁胺卡那针、一盒先锋霉素胶囊，医生都可得到相应的报酬。我认为以这种所谓的"宣传费"来促销开药的做法是不可取的。医院利用在医疗服务领域中处于主动地位，用药品种和数量主要由医生决定这一特殊条件，唆使医生给病人开药，而不是对症用药。医院应以临床需要为基础，将疗效好、不良反应小、价格低廉的医药品种列为优选，而不是看有无"宣传费"来开药，有报酬的药多开，没报酬的品种少用或不用，既不考虑施治的病人是否需要，是否承受得起，也不管最起码的医德，只是想方设法诱导病人接受一些有"宣传费"的药品，最终只能将临床用药引上歧途。

药能治病，也能致病。以所谓的用"宣传费"促销药品，难免会引起滥用药物而产生大量的药物中毒和药源性疾病，导致医疗质量和医疗信誉大滑坡。同时，还会挫伤药厂研制开发新药的积极性，更会腐蚀医生的灵魂，损害医院的形象。所以，我认为这种所谓的"宣传费"该休矣！

重提"四诊法"

王贵宝

近日，我因胃痛到医院去看医生。一坐下，医生听我说胃不舒服，开口便叫我去做胃镜检查，再说肝区不适，他只是说，明天早餐别进食，来医院做一下肝功检查，几句话便将我打发了。

回家以后，我忍不住思考这样一个问题：我们的祖先传下来的法宝，望、闻、问、切"四诊法"，难道在今天不适用了吗？无疑，在我看来，望、闻、问、切"四诊法"仍然是我国医学宝库中珍贵的传统"法宝"，也是行医者起码应具备的基本素质。用"四诊法"给病人看病，不仅有利于分析判断病人的病情，而且对病人的心理也能起到极大的安抚作用，使病人减少恐惧感，同时还有利于提高医生的诊断技术。然而，令人遗憾的是，当今的医生们却在高科技医疗设备的帮助下，渐渐地忘记了自己的祖宗"法宝"。病人来医院看病时，他们不去详细地询问病人的病情，动辄指使病人去"设备"一下，这不仅使病人无端地增加经济负担，给病人的心理造成压力，而且也不利于医生积累临床经验及提高医疗水平。久而久之，势必会影响整个医院的声誉和经济效益，使医院在激烈的市场竞争中失去优势。

当然，我在这里并没有完全否认医疗设备的重要作用。对于一些疑难病症，先进的医疗设备可以发挥出不可替代的作用，它能准确地判断病人的病情，利于对症施治，但是对于一些常见的病症，医生动辄使用医疗设备进行诊断，恐怕就不太正常了。为了病人，也为了医生自己，请医生们在诊断时，还是先"四诊"后设备吧！

放逐青山觅药香

杨 建

　　休闲时日我最爱去秀丽的大山里，山中那青郁的草药，浓烈的药香，熏得我如痴如醉，引得我时时都想亲近它。我对山草药情有独钟，它不仅给我带来诸多的福音，而且还因为上山采药，我可以回归自然，这也是一种修身养性的怡然享受。

　　一把小锄、一只筐子，便可以把无限的兴致放逐于青山绿水间，置身山中，身披灿灿朝晖，脸拂习习清风，目触萋萋草木，只觉心也怡然意也恬然。寻寻觅觅中蓦然回首，一丛熟悉的透着温馨的山草药，正在草丛中含笑。于是，轻轻地抚摸一阵后，便轻轻地挖起，轻轻地放入筐中。在山间悠转，会觉得惊喜接踵而来，每一个发现都是一次身心的张弛。一点红、凤尾草、金钱吊葫芦、七叶一枝花等，一串串名字鲜丽的山草药便在筐中汇集，装进的是满筐的翠绿、满筐的清香和鲜活，背回的是满篓的欣喜、满篓的快慰和希望。

　　山中觅药，恰似给心灵放假，给身子松绑，可以全身投入，也可以走马观花，还可以与微风轻歌和草木絮语。累了就地一躺，看浮云飞渡云散天开，渴了掬一捧山泉，品一品高山好水的味道，饿了可摘野果充饥，尝尝大自然的慷慨恩赐。而最令人心醉的是结识了一种新草药，遇上了一种难见好药，每当想到它们可以为人为己解除病痛，那种舒悦、那种满足感是难以言表的。

　　采来的山草药，或晾晒于屋檐下，或栽种于盆中，那一股股幽幽的夹杂着青草气息的药香，便在屋里屋外弥漫开来。闲暇时观其姿，便有南山依旧东篱依旧之感，劳累时闻其香，便觉心静气静人也静。家人有谁偶染小疾，也不必喝三吆四地看医买药了，摘下一把山草药就行。这时候，仿佛觉得自己也是个"造福人类完善自己"之人了，自豪快意填满心头。身居闹市，休闲时能钟情于大山，把心放逐于青山清风之中，采得满筐青青山草药，沾得满身幽幽草药香，其乐融融也！

人生失意须放歌

黄胜林

我的一位好友在商海拼搏了数十载，积下了百万家财，后来"一招不慎，满盘皆输"，百万家财化为乌有。好友受不了打击，竟从高楼上跳了下去，要不是抢救及时，恐怕连性命都没有了。后来虽然恢复得很快，但最终还是付出瘸了一条腿的代价。好友出院后，约上我和其他几位好友到酒店相聚。我想也许是好友为答谢我们在他住院期间的关心和照顾，便如约前往，也想趁此机会再劝劝他要面对现实，不要再做傻事了。见面后，好友一一给我们敬酒，当我想发言时，他却先说开了。他告诉我们，经过生与死的洗礼，他什么都想通了，人不能把自己拴死在一棵树上，他决定要拐着一条瘸腿南下再创业，就像他以前白手起家一样，说完便拿起话筒唱起了《失意是福》这首歌。想不到好友现在变得如此坚强，此时我说什么话都显得多余了。

我想，人的一生就好似在一条路上远行，无法预言在哪里要走弯路，在哪里要上坡或下坡，但有一点是可以肯定的，这条路绝不是笔直的，或多或少会有些拐弯、上坡下坡，比如考场落第、仕途失意、婚姻不顺、商海折兵等。假如失意时浑浑噩噩，一蹶不振，只会失意又失志，自己葬送自己。相反，如果失意不失志，失意能放歌，认真从挫折中分析原因，不断充实自己，避免今后再走相同或相似的弯路，那么你已经实实在在地踏上了成功之路。"失败乃成功之母"嘛！"失意"是一笔不可忽视的财富。有位哲人曾经说过："人生最大的敌人不是别人，而恰恰是自己。"说得一点不错，战胜了自己，便战胜了敌人。俗话说："大树底下长不出好草。"任何一个人要成就一番事业，就得迎击生活的风浪，历经磨难。因为，有挫折才会奋起，有失意才会求索，不为一次挫折而折断人生奋进的脊梁，不为一次失意而放弃人生的追求，要在痛苦的磨砺和调整中向新的生活目标冲刺。

我 的 购 药 经

铁 男

我身体好，一年到头很少吃药。但家人有恙时，还得光顾药店，去的次数多了，便多少悟出了点儿道道。药比三家，买的是价廉物值。现在，街上的药店比比皆是，各式药品琳琅满目，由于进货渠道不一样，价格自然有很大差异，因此买药的时候，我从不嫌麻烦，多跑几家，而且只选门面大的国营药店。

把各家的价格记清楚，比较之后心中就有数了。一次我买某种冲剂，连问了三家，价格有 24 元、21 元、20 元不等。我自然是选了 20 元的那家。因为要吃几个疗程，一次省个两三块，买多了也能省不少。

探口风，尽量讨价还价。我发现药店药品虽然明码标价，但是如果我一再要求优惠时，店员的拒绝口气并不是很强硬。嘿，有机可乘。我便继续讲家中有老病号，需常年吃药，如果价格合理，会做个老客户。于是，成功的机会很多。

保留好药品收据，以备意外。买了药之后，收据我都保存好，下次去时带上，很有用的。一次，我买了一种治肝病的中药，优惠之后 33 元一盒。等吃完了再去买，店员非说没卖过这个价，要我拿 36 元。平白无故多了 3 元，我不甘心。幸好我带了上次的收据，拿出来给他一看，事情就好办了。于是，我又以原来的价格买了药。细心点儿没错的。

买药时细细询问，了解效果。买了药不要拿了就走。你最好态度真诚一点儿，仔细询问店员这种药的效果如何，销路怎样，反馈意见好不好。遇上热心的店员，你的要求会得到满足。或许他还会向你推荐另一种价廉但效果同样不错的药品。

总之，面对各大药店，买药时要精打细算，医药消费有时也是很累人的。以上仅是我个人购药时的一点儿小门道，或许不可取，但对于消费者来说，少花钱买好药才是关键。

防止医院里的交叉感染

崔力争

最近，我在医院待了半个月，发现医院里容易引起交叉感染，这一直让我寝食难安，但医院和患者及其家属似乎对此熟视无睹。为此，我希望给大家做一个提醒，以免无病生病。

其一，医院的清扫让人担心。如医院雇佣的临时清洁工人，利用一块抹布到处擦，从一个病人的床边擦到另一个病人的床边，一个病房二至八个病人，生活用品应该隔离使用，但是清洁工的抹布到处乱擦，无形中扩大了传播途径，无论是细菌还是病毒或其他微生物都可能随着抹布而传给他人。其二，暖瓶、躺椅等混用，而且从不消毒。在医院里除了患者使用医院里的生活用品外，患者的家属或陪床人员也会使用这些物品，而使用者是否有传染病，是一个大的问号。因此，医院应引起注意，应当减少陪床人员，注意学习国外管理的先进经验，不要只强调经济效益。其三，医院食堂的用具消毒也存在问题。医生与病人在一个食堂就餐，病人的生活用品有时会放到食堂的餐桌上，而这些餐桌医生会再用，这就很容易发生交叉感染。

我只列举了三点，但在医院中交叉感染的危险因素绝不只这些，所以提醒医院、医生、患者及陪护者一定要在住院期间防止交叉感染，以免病中生病、无病生病。

自我营造良性心境

王　蒲

哲人康德有言："青年好比百灵鸟，有他的晨歌；老年好比夜莺，应该有他的夜曲。"人迈上老龄台阶，便须进入一个恬静、安适、轻柔、优雅的精神殿堂，这便是借以享受晚年生活的良性心境。

心境要凭主观修炼。古有"采菊东篱下，悠然见南山"自在的心境修炼；今有"香茗一杯清心智，诗书四海任我游"从容的心境修炼；还有"晨光助我运腕力，晓风阵扫地书光"勤学的心境修炼。

我曾欣赏到挚友老镜头的一册厚厚影集，但见春有桃红夏有荷，秋现傲菊冬现梅，全是盛开的鲜花，色彩缤纷艳丽，花容华贵，好一派美的丰收。那采光、角度等技术表现，几乎称得上专业。当问到他这半路和尚何以能念成这么一口好经，他说："到了这把年纪，别无奢求，就让这点喜好占据脑子，别闲了手脚。专心致志，成就了爱好，也就把一切咸的淡的撇在了脑后。把心思集中在选定的一门足以愉悦身心的爱好上去，像儿童游戏时那种心无旁骛的状态，物我两忘，忘了年纪，忘了七岔八股的无聊事，精神上先赚了轻松。"

自我营造良性心境，宛若夜莺鸣唱的夜曲，飘荡在老年生活中……

室内空气真的比室外好吗

维　加

我到一个久未谋面的朋友家中拜访，看到其门窗紧闭，一副大敌当前的架势，禁不住发问："这是为何？"友人答曰："是为了防止外面的细菌和灰尘进入室内，故如何尔尔。"我劝他，这样做其实并不好，因为室内的空气并不比室外好，起码细菌数量比外面的多。

友人一家不信，我便问："你们是不是一年会感冒 10 次以上？是不是有人患过敏性鼻炎？"他们惊奇地说："是呀，你是怎么知道的？来之前，你是不是做过调查了？"我笑着对他们讲："哈哈，只不过是胡口乱猜的。你们是'久居厕所不闻臭'了。我才一进你们的房子，就觉得非常难受。其中原因，一是氧气偏少，居室不透气，氧气还不被你们几个消耗掉。二是空气污浊，有点儿刺鼻，这是室内地板、人体汗液、家电散发不良气味等的综合体。三是空气中的负离子肯定偏少，空气中细菌和致敏物质增多。所以，我才会猜出你们易于感冒或有过敏性鼻炎。"

他们还有疑惑："难道外面空气中的灰尘不比居室多？""多当然多一些，可是，对比之下，那些灰尘相对干净一些，因为它们是经过太阳紫外线免费消毒的。而居室内的纤维、灰尘则是沾满细菌或病毒的。"我回答道。

我打开了他们的电脑，到气象网站向他们展示了最新的科学研究成果：世界卫生组织多项调查结果表明，发展中国家的室内空气质量比室外空气质量差二到一百倍，室内污染物可达室外的一千倍。绝缘物体、黏合剂、泡沫塑料、香烟、氯、合成树脂、地毯和家庭洗涤剂均可释放对人体有害的污染物，在高温高湿环境中尤甚。如果人们不经常注意通风，就会让室内污染指数升高。污染物对有过敏症的人来说格外有害，轻则导致头痛、头晕，重则威胁呼吸系统和心血管系统，还可致癌。世界卫生组织建议，为了你的健康，务必经常保持室内通风。

看到这些，他们不由得不信，马上改变了从前闭门闭窗的不良习惯。

药品说明莫让患者"一头雾水"

朱德珍

有报道称，某人长期服用异维A酸胶丸，导致其容貌、性格大变、跳楼身亡。其父母在整理儿子的遗物时，发现治疗"青春痘"的异维A酸胶丸原产地在美国，儿子服用的是某制药有限公司的产品，该企业在药品说明书中隐瞒了服用该药可引发抑郁、幻听、自杀等重要信息，于是其父母一纸诉状将制药厂告上法庭。法院判决该企业赔偿其父母因儿子自杀而产生的各种费用5.5万元。

药品说明书"说而不明"的现象人们早有质疑，不少说明书存在"含糊其辞"、项目"缺斤短两"的现象。有的说明书把不良反应、注意事项、禁忌一起写在"注意项"中；有的把药理作用、适应证都写在"作用与用途"栏中，这使人们容易忽略禁忌、不良反应等关系用药安全的重要内容；有的说明书"禁忌"一项写在"注意事项"栏中，没有单独列出明示，极易忽略。

我近日因肩周炎疼痛去医院，医生开了两种药，其中一种是某药业有限公司生产的"美洛昔康分散片"。服药时一看医院贴在药盒上的提示，只有服药次数、数量，未标明饭前服还是饭后服。我患有慢性胃炎，知道某些药饭前服还是饭后服对胃是有讲究的，赶紧看药品说明书。这张 125 毫米×185 毫米的说明书上，密密麻麻的 6 号字有 3000 多字，内容有药品名称、适应证、用法用量、不良反应、注意事项等，可谓详细，但我最关心的饭前服还是饭后服愣是找不着。平时我有保存药品说明书的习惯，看了家中的二十多张药品说明书，在"用法用量"栏中，全都没有明示饭前服还是饭后服，颇感无奈。

问问身边的朋友、同事，类似我的遭遇，许多人都曾遇到过。药品说明书承担着指导医生和保障患者安危的重任，药品说明书应尽量详尽，莫让患者一头雾水。给患者一份明明白白的说明书，这应是药品生产企业义不容辞的责任。

偶遇不幸

蒲昭和

有一次，我到医院探望病人，看见在侧边病床上躺着一位中年男子，他愁容满面，还不住哀声叹息，逢人就说："我以后怎么办呀？"在旁陪护他的妻子，也是双眼红肿，不停地用手帕擦眼泪，面容流露出一种深深的忧虑。一问得知，他是因车祸轧断了一条腿，虽已脱险，但可能会留下终身残疾。此时伤者的一位朋友却劝他："别太伤心，不就是伤了一条腿，还可以治嘛！大不了给日后生活带来些不便，幸好没伤在头部，不然那后果才真是不堪设想呢！"听到这话我开始是感到有点不妥也不吉利，后细想还颇有道理。的确，生活中难免会遭遇各种各样的不幸，比如病痛折磨、意外伤害、财物被盗……此时，如果一味去后悔、哀叹不已，或整日陷入已发不幸所致的痛苦之中，形成恶性循环，对自己又有什么好处呢？结果只能是愁上加愁，无助于减轻肉体的痛苦，反而会加深对身心的伤害。如果长期不能摆脱悲观心态，还可能丧失对生活的希望和信心。世间没有后悔药，不该发生的已经发生了，埋怨哀叹既然无用，何不用以上那种"不幸中之万幸"来自慰一番，化释不幸呢？

　　人生总是快乐与痛苦并存。遭遇不幸时，他人的安慰、鼓励和帮助固然能暂时减少你心灵的痛苦，但要根本解决问题还是要自己想得开。把事情换个角度想，不幸时多想其中的万幸，不仅能够化释不幸，减轻痛苦，使人重新感到生活的亮丽，鼓起做人的勇气，而且也有助于我们在冷静之余多思考，接受教训，免蹈覆辙。当然，这种心境开阔、乐观向上的精神离不开个人平时的修养，也需要在日常生活中不断地强化。人人都需要化释，学会化释是理智的表现。如果你想快乐地活着，享受和体验未来生活之美好，不妨多点自慰，少点绝望，这才是我们面对生活的可取态度。

养花小记

周朝宁

　　几年前读《浮生六记》，看到"闲情记趣"里把园艺一道写得很美，就动了养花的念头。一念既动，而前又无基础，就从买盆买土做起，到朋友熟人处求花经、索花苗，花摊苗圃亦成常顾之所。惨淡经营半年，径尺阳台花草竹兰有患满之虞，成绩颇为可观。但只仗花兴初起，所以搜罗而来的品种杂而不论粗细，尽管忙得不亦乐乎，终因技艺不精，到底弄不出多大名堂，时间一长，倦怠之心渐生。

于热情稍挫之际，得妻子及时鼓励："只要有闲情逸致，不高明又何妨？"细思果然，养花为消闲，原为怡情，原为养性，不为斗技，不为换米，不为媚人，虽不高明，但自娱足矣！从此，我耐下心情来侍弄花草，有闲即对家中花木勤加折腾，养花兴趣渐浓，便处处留心花事，几年下来，小小阳台也鲜花常开，幽香满室。细思悟出一理：浮躁争雄之气渐少了，平和淡泊之意渐多了。

退休第一天

华　赓

　　我和草药打了一辈子交道，想不到退休后的第一天，仍旧离不开它们。

　　那是一个星期天，我漫步郊外，一路上看到蒲公英、马鞭草、野菊花……走过小桥，溪旁园墙上攀援着青藤，我正待念出"小桥，流水，人家"，却听见墙里隐隐约约传出呻吟声，莫非有病人？人老了就爱多管闲事，于是我上前叩门。"哦，您是华药师。"开门的是一位老妇人，似曾相识。我问道："谁病啦？""唉！老头子这两天胸背疼，今天疼得更厉害，我正不知道该怎么办呢？"我走进一看，原来是林老头，他早年落下咳喘病根，常在我那儿取药。见他疼得厉害，我不由上前诊脉，没有体温计，就数脉搏，没有听诊器，就用杂志卷成筒状，看了一会。我认定他肺部无明显感染迹象，只是胸痛比较明显，想到他有冠心病，如胸痛过久，会诱发心绞痛，哪怕有一两片"消心痛"也好。正在一筹莫展时，突然，我看见墙角有一堆薤头，"瓜蒌，薤白……"我想着，忙问："可有白酒？""有，有！"老人取来白酒，我摘了几枚瓜蒌捣烂，又拣一些薤头，一起放入药罐煎水，倒入碗中，加上三五滴白酒，嘱林老头趁热喝下。不过两个时辰，待我从后山采了一些草药回来，林老头已下床走到门前："真好，药到病除，您不愧为老药工啊！"并请我留下吃晚饭，以表谢意。我推辞着说："我只不过用了书上瓜蒌薤白白酒汤而已，真要谢我，请给我几株瓜蒌，我想在家里的阳台上种植。"

一回家，老伴直埋怨："又是药，搞了一辈子还不够，都退休了还种……"我说："对，我这个人就是离不开它们了！"我如数家珍地摆弄着这些草药，退休后的失落感便无影无踪了。

"病"出来的身心健康

占保平

医学资料显示，小病不断、大病不犯的人往往比平常不爱生病的人长寿。俗话说"久病成良医"，小病不断的人懂得在日常生活中如何调理和保养自己的身体，比如胃部有毛病时，就赶快少喝酒或戒酒，心肺有问题，则马上戒烟，这样就避免或减少胃病和心肺病发生的可能性。而那些从未得过胃病和心肺病的人，仍自以为是地大吃大喝，饮食上毫无节制。

我曾经是个烟酒嗜好"专家"，一天抽烟两包，一餐喝酒八两，属极没有生活规律的一族，总以为自己百分之百健康，疾病离我十万八千里，所以尽情地挥霍着健康。谁能想到，疾病说来就来了。在我 53 岁那年，一个秋天的黎明，突然头痛逐渐加剧，当时的感觉是生不如死，立即到医院做了 CT 检查，结果是脑部出血，拟诊为"蛛网膜下腔出血"。后来听我爱人和医生说，我得病时生命十分危险，昏迷了十多天，经过省级医学专家会诊和抢救，治疗一个多月后病情才稳定好转。后来去北京一家神经外科医院做了手术治疗，生命保住了，身体也基本恢复健康，但落下了半身不遂的后遗症，虽说生活能自理，可是生存质量和生活质量与常人比差多了。幸好抢救和治疗及时，否则那可就完了。看来是老天爷在"提醒"我，再不珍惜身体，可就"下不为例"了。

从得病到康复后，我便十分注重保养身体了。酒虽还喝着，但严格定量，每次不超过 50 毫升；烟也少抽很多，正准备彻底戒掉；玩乐也有度了，作息也规律了，早睡早起，早、晚都到公园散步、锻炼，以增强体质，时刻注意保健。如今三年过去了，我的身体状况一直良好，对自己的健康也越来越自信，疾病真的离我越来越远了。说起来，这一切都是因"病"而得到的健康呢！

退休不寂寞

丁忠莲

我与朝气蓬勃的青少年打交道将近 40 个春秋，如今一下子退休下来，不免寂寞，总有一种无所事事的感觉。

人老退休，自然法则，但不能抱着"消磨时光"、"打发日子"的心态对待退休生活。退休了，就有了更多的时间和空间自由支配，退休生活是可以丰富多彩的。

近几年，城市建设突飞猛进，城市面貌也发生了翻天覆地的变化。我爱漫步于市井，转悠于街头巷尾，观耸立的大厦，看宽敞的路桥，赏社区的雅园，忆从前旧城的模样，看今朝建设成就。真是越看心情越舒畅，一点退休寂寞的感觉都没有了。

身居陋室，以物为伴，以书会友。读书报杂志，看散文小说，体验书中真、善、美的魅力，赏析书中各种人物不同的妙趣。读古典诗词，李白那傲岸不屈的身影与清新飘逸的诗风仿佛永远刻在了心里。读名著《红楼梦》，那种种恩怨情仇、别离聚合和柔情细语，随情节的发展且忧且喜，随人物性格的展示而与之同苦同乐。居室的温馨、静谧，书中情节的跌宕起伏，我常常感觉到这是我退休生活中最惬意、最愉快的大好时光。

顶楼的外阳台是我栽花养鸟、休闲健身的极好场所。每天黎明即起，打扫庭除，内外整洁，窗明几净，心情舒畅。打开通往外阳台的小门，一股清新空气扑面而来，感觉舒心而愉悦。伸伸腿、弯弯腰，做完十来个节拍的自编健身操之后，太阳也冉冉升起。于是，给自己培育的花卉培培土、洒洒水、除杂草、除害虫、整整枝，闻闻阵阵花香，听听声声鸟鸣，看看那硕果累累挂满树枝的石榴、金橘、五彩椒，又是一番情趣。

由于兴趣爱好，我退休后还订阅了一些报刊，经常与朋友交往，互相交流阅读报刊后的感想，交谈学习心得。其中尤以借阅《民族医药报》得到不少防治疾病、饮食起居、四时养身保健等医药卫生知识，并介绍给好友。此外，也时常动动笔墨，根据日常所观所感，写几行小诗，填几首小令，根据所见所闻，写一点千字短文，自行其是，自得其乐。将自认为有点"价值"的诗文、"杂耍"寄到报社，稿件一旦采用刊登，其喜不已，其乐无穷。

我的小小药草园

徐希俊

我今年 85 岁，退休后一直很烦恼，亦很忧愁，高血压、高血糖、心脏病、胆囊炎等多种疾病缠身，成了社区中有名的"病坛子"、"药罐子"。

我那当中医的亲家翁，对我因病施"教"，说慢性病不单要服药，还要重视养生保健，经常针对性地饮用些药花、药粥能防治许多疾病。亲家翁还说："防治疾病的药材最好自己动手栽培。"唐代名医孙思邈在他的《千金翼方》中，就有一首养生诗："闲心对药草，清静两无尘，满目尽是缘，祛病超医圣。"南宋大诗人陆游在《药材》中亦有名句："满壶野味芳，醒脑血脉康。"由此可见，自古以来名人、采药师、名医都喜欢培植药草，并从药草冲饮的药茶和药草煮成的药粥中，获得祛病保健的疗效。于是我在亲家翁的指点下，在庭院内的一块空地上，种植一些中草药。它便成了我的小小药草园。

我栽培药草的品种大多是以自己病情和日常家庭常用药为主，比如清热解毒的金银花、明目润肝的枸杞、治痢疾的马齿苋、解毒利尿的鸭跖草、散结消肿的夏枯草……园里许多花卉也是药材，如月季花能调经活血，鸡冠花有清热止血、止痢之功，千日红具止咳定喘、清肝散热之效等。药草的来源：一是病友介绍移植而来，二是请教中药店的老药工，三是报刊介绍的，四是从药材市场购买的种子，五是从野外采集转为家种的，六是互相交换的品种，七是请人从植物园带回来的。这小小的药草园不但能美化环境，还可保护药源，提供鲜品治病，疗效更高。

由于多是"草"，所花本钱寥寥无几，但是"效益"却很明显。每年春天采茵陈，夏季采银花，秋天采菊花，冬季挖何首乌、天花粉、山药等。平时"鲜采鲜用"，疗效更高。如竹叶、白茅根、藿香、佩兰、薄荷、牛舌草、金银花等洗净用开水泡成一大壶茶，全家大小从早饮到晚，既能生津止渴、清热消暑，又能醒脑提神解乏。特别是血压居高难降的妻子和本人，现在血压、血糖已近乎正常，胆囊炎也消失了。这种"药茶"，我称它为"保健茶"、"安全茶"，连小孩喝了都不易患感冒、肠胃病和皮肤病。

不但我家受益，左右邻居也来采摘冲茶饮。此外，大人小孩被毒虫咬肿、创伤破皮，都来用芦荟、仙人掌外敷，搽擦消毒，至于吃中药来找药引子的、来配土秘方的、移植的就多了。

多年来，我通过这个药草园学到了许多有关药材和医疗养生方面的知识，收获颇多，生活充满乐趣。

健康投资远比收集验方重要

容小翔

作为一名医学科普报社的总编辑，我经常接到读者的电话或收到读者的来信，要求提供某某疾病的验方。现在，人们所患的病大多是富贵病，如冠心病、高血压、动脉硬化、高脂血症、脂肪肝之类的，远程诊疗效果大多不太理想。因为，中医看病处方，以辨证论治，就是用验方来治病，还要因人而异加减用药。还有许多人，都是验方爱好者，没有病也爱收集这方面的资料，以备应急之用。遇到这种情况，我的体会是找验方容易，但是还要学会自我克制，学会健康生活，远比前者重要。

有关资料表明，健康投资一元钱，可以节省一百元的医疗支出费用，投资与产出比为1：100。有人可能不相信，健康投资如何算得出来？病人不找验方，不看大夫，能自己好吗？比如某邻居，什么运动都不参加，还天天抽烟饮酒，一样活到七十多岁。这些人是没有亲自体会，因为他们没有在医院里待过，没有看到酒后醉死者，酒后患肝癌痛不欲生者，多年烟鬼得了肺癌后倾家荡产也难以挽回生命，餐餐大鱼大肉患了糖尿病后连饭也要限制一小碗的难受样……不参与健康投资，不注意保健，凭借其得天独厚的先天体质，也有人可以长寿，但大多数人就不会那么幸运了！

健康投资其实也不一定要花大把的钱，因为健康投资至少包括快乐的人生、科学的起居、适度的锻炼、定期的体检四个方面，其中快乐的人生至关重要。

现代老年病学的研究和对长寿老人身心的探讨，都肯定了这个真理：胸怀宽阔，性格开朗，遇事镇静，长期保持精神乐观的"松弛适度"状态，是长寿的重要因素。而不良心境，则为痼疾之源。著名生物学家巴甫洛夫说过："欢快可以使你对生命的每一跳动，对于生活的每一印象，都易于感受，无论是躯体和精神上的愉快都可以使身体发展、身体强健。"而后三个方面，主要是避免不良习惯，如酗酒、抽烟、经常通宵玩游戏或打牌、打麻将，还要避免一点儿也不锻炼或过量运动造成的劳损，不注意体检而难以发现早期病灶，以便及时根治等。

健康是"1"，其他的一切（如金钱、事业、爱情等）都是"0"。没有了"1"，再多的"0"加起来还是"0"。道理非常简单，但没到找验方时，许多人难以明白，或者明白了也没有身体力行。愿各位朋友时时快乐，健康生活。

回　香

龙晔翔

前段时间，我在路上碰到了一件令人感动的事。那天，我接到朋友的电话，让我去帮看看他在省医院的检查报告。

在一段下坡的路上，有一位二十来岁的女孩躺在马路边，她的脸色很苍白。作为一名医生，强烈的职责感驱使我走了过去，几个中年人正手忙脚乱地替伤者擦着脸上的血迹，他们告诉我："那位女孩骑自行车摔倒了，刚才还不省人事，现在好些了。"我为女孩做了一些检查后，对周围的人说我是医生，并要送女孩去医院。这时，我身边又蹲下了一位陌生的大姐，她把二十元钱塞进女孩的兜里后，便对我说："医生，带她去医院吧，这是我的一点心意，我只剩下二十元钱了。"

到医院清洗伤口的时候，女孩清醒了许多。当医生知道我和女孩是素昧平生时，竟被深深地感动了，也执意不收女孩一分钱。这时女孩的眼角挂满了感激的泪花，就在女孩感激的话语中，我不由想起了自己的一段往事。那是在医院实习的时候，我们的导师是一名极有名望的医学教授，有一天我们去查房，走到一间病房的门口，就被一股恶臭挡住了，谁也不想上前去查询，就在我们迟疑不前时，教授已经挽起了衣袖，掀开病人的床单，麻利地为病人清洗脏物。当护士赶来时，教授已经把床整理得干干净净，那位病人紧紧地握住了教授的手，眼里充满着感激之情。事后，教授意味深长地对我们说："在我刚学医的时候，也和你们一样，后来是我的老师告诉了我，一位称职的医生不光要给病人看好病，还要给病人留下一些缕缕不绝的回香。几十年了，我始终遵照着老师的话去做，我希望你们也能这样……"

自学中医好处多

俞学强

"文化大革命"时我被打成"三家村黑帮"，回家务农自学中医。经过几年努力，我略懂点中医理论及药方，想不到运用起来竟非常应验。譬如年近六旬的母亲在家做针线活，连连打呵欠，我觉得是中气不足，给她吃"补中益气丸"，一粒就好了。又有一次，她满口牙齿松动，我诊断是肾阴虚，给她吃"六味地黄丸"，两粒就稳固了。还有，母亲体弱常感到心慌心跳，我学着给她把脉，发觉她有结代脉，按中医经典《伤寒论》批注："心动悸，脉结代，炙甘草汤主之"，于是投"炙甘草汤"十余剂，诸症消失。总之，家属有病痛都是我用中药调理的，省时省钱省事。邻居们有病痛求助于我，我乐于应诊，而且每每得心应手，效如桴鼓。从此，我对中医的可靠疗效深信不疑。

"文化大革命"结束后，我重登讲台，到县城中学执教，仍坚持自学中医，并不断提高。这使我进一步了解到，中医并不像人们认为的那样比西医差。有例子为证：六年前，即我退休的第二年，突发眼疾，视力明显下降，兼有飞蚊症，经医院诊断为视网膜出血和静脉栓塞。我立即住进一家三级甲等医院的眼科，治疗了一个月，病情毫无进展。出院回家后，我用中医治疗。中医理论认为，眼疾初病在肝，久病入肾，治宜养肝滋肾。于是，我自制"益阴肾气丸"和"明目地黄丸"交替使用，治疗了三个月，眼疾基本痊愈，至于小病小痛更不用说。有一次我嘴巴疼痛进食困难，服用西药阿莫西林和复方新诺明五天无效，改用中药加味导赤散，三剂后病愈。妻子患眩晕病，起卧天旋地转，先看西医打针吃药七天未见好转，后用中药镇肝熄风汤，五剂后病愈。堂哥右下腹剧痛，医院诊断为盲肠炎，他不愿开刀，结果用中药大黄丹皮汤，三剂愈，二十年未见复发。其实，中医不光是重视治疗效果，还非常重视养生保健，"预防为主，防重于治，上治未病，下治已病"，就是强调养生保健。中医博大精深，要精通不易，学点一般医理及药方是没有问题的。我自学中医的目的在于争取不生病、少生病，拥有一个健康的身体，一旦生病，小病在家解决，不用去医院，可以避免意外的风险和麻烦，省时省钱省事。自学中医，尤其对广大低收入人群更为合适。何况洪昭光教授也说过："最好的医生是自己。"自学中医好处多，我们何乐而不为呢？

民族医药让我成了受人尊敬的土郎中

芭茅居士

我的父辈是农民，懂一些祖传的民间医药，我自小耳濡目染，学会了不少治病的土方法。因此，我对中医和民族医药历来就有种特殊的感情，曾试着用草药和推拿、炙烤等方法治好了一些患者。

我长大后，读书、工作都是在城里，一来因为忙，二来没有条件，就和民族医药疏远了，可是我对民族医药的感情却一点没减少，依然情有独钟。不知为什么，我一直闻不惯医院里那种浑浊的药味，总喜欢自然界里草药的清香，也许是因为我对民族医药的偏爱或是与民族医药的缘分未了。我除了订阅文学类报刊，还订阅了《民族医药报》。同事说我："你订那个干什么？"我只笑笑，心想别人又怎能知道我对民族医药的感情呢？我详细地阅读着报纸上的每一篇文章，咀嚼着每一个药方，还把一些好的方子抄在笔记本上。后来我写小说，还不时地引用其中的药方来描写一些中医和民族医的治病方法。也许正是我对山村那些随手可取来为药的植物感情太深厚，才使我未到中年就选择丢弃铁饭碗的工作回乡隐居。这当然又引来了众人惊讶的目光和议论，连爱人也离我远去了。我带上数十本医药书籍和《民族医药报》回到了乡村，选了块离村寨一千米外的山清水秀、没有任何污染的地方建了七间木房隐居下来。本来我避开喧闹的城市，一是想回归自然，二是欲静心创作，但乡亲们知道我懂些草药，就不时登门求医，一些医院也感到棘手的顽疾，竟然被我用一些常见的花花草草治好了，如顽癣、痔疮、高血压、不孕症等，而且患者还从我这里学到了治病的方法。从这以后，登门求医的人更多了。这一切使我更加认真地钻研民族民间医药，除了看古今典籍，还向老中医求教。接着，我又开辟了一块专门种植中草药的园地，看到那些奇花异草茂盛地生长，我总感到心旷神怡。我用草药治好了某些病，连医院也视为奇迹。如我用四味草药除掉了数位患者的胆结石、肾结石，医生为患者做了B超后惊讶地连说"不可能"，说胆结石必须手术才能除掉。患者听后也欣慰地笑了，节省了几千元的手术费，还免除了手术的痛苦。

如今，我已经回乡四年多，虽然有时为了跋山涉水寻找草药而劳累，且耽误了创作的时间，但是我心里是愉快的，这不仅仅是因为享受了大自然恩赐的清新空气和美景，同时还受到了村民们的尊敬。

以食代药，胃病自愈

孙兰春

我患胃病多年，胃部经常泛酸烧灼，晚间尤甚，服药无数，停药即反，无休无止。

去年，我无意间想起医药界药食同源、药疗不如食疗之说，不由得眼前一亮：常泛胃酸，何不多食一些果蔬等碱性食物，试试以食代药？于是我便在泛酸烧灼时吃一个苹果或梨子。没想到一吃就灵，还真的管用。有时外出不便就带上一点葡萄干随时应急，同样有效。

后来我想，既然明白了以碱治酸的道理，何故老是被动应战？为什么不打主动仗呢？于是一场深入持久的酸碱平衡"保胃战"打响了。首先，午餐桌上大鱼大肉等酸性食物不再被专宠，而蔬菜、菌类等碱性食物被列为新宠。其次，针对晚间胃酸侵犯尤其严重的实际情况，实施晚餐改革新举措，推出弱碱性系列菜粥：青菜粥、韭菜粥、荠菜粥、花菜粥、茼蒿粥，顺应时节、轮换翻新，不仅风味独特且食之舒坦，而且胃再也不泛酸了，我戏称其为"胃舒粥"。

我的体会是，吃大鱼大肉，胃难受；酸碱平衡，健胃神。

我集偏方

阿 濛

真是令人羞于启齿，儿时的我身体很不争气，小病小难此起彼伏常"光顾"。由于那时缺医少药，家里又贫困，我只好收集抄写一些草药偏方，以利于"区域自治"。我集偏方的耕耘，还真有不少的收获呢！多年来的集偏方用偏方经历，使我深深地感悟到，只要利用得恰当，一棵平平常常的药草，一味平平常常的中药，都是我们身边防病治病的好帮手。

我通过抄写和应用食疗方、草药方，战胜了病魔。尝到了甜头，这一爱好也就"沿袭"下来，我集偏方更是一发不可收拾了。在图书馆的医药藏书面前，我广而纳之来者不拒，一股脑儿地抄集，接着又抄中草药书，如孙思邈的《千金翼方》、李东垣的《兰室秘藏》等，还抄了《中医学概要》。

休闲之际，我便踏着弯弯的小路，或到那田间野地里，或到那岭坡山岗上，去辨认药草、采集药草，既浏览了田园秀色山水风光，又获悉了药草的形态习性和分布区域，真是一举多得，叫我喜不自禁。

多年来集偏方学医术，虽然不敢说精通，但是也能说出个子丑寅卯、八九不离十，什么"四诊八纲"、"阴阳五行"也说得出些门路，并领悟到治病防病须"宜未雨绸缪，勿临渴掘井"的道理。我还摸索了一套不受时空限制、不受天气影响的健身法，并且自制一些简易器材，付诸行动。这一切使我受益匪浅，已过而立之年的人了，还长了"块头"，精力也更加充沛了。

邻居小李的女儿患了消化不良腹泻，历时两个多月不愈，门诊医生要她住院，因害怕打针吃药，哭着不愿去医院。我告诉她一个食疗偏方，色香味俱全，一吃就忘不掉。两天之后，她女儿病情已明显好转，继而三天治愈了。原本已收拾衣物准备住院的她，如今免受了那一份"洋罪"。我还用自学的配方治好了几例跌打损伤的病人，心里甭提有多高兴呢！

悠悠茶语

段本歆

我几乎不可一日无茶，那淡淡的略带苦味的清香，夹杂着阳光雨露与山野的气息，总能曲曲折折地流淌到心里最柔软的部分，引人神思。在喧嚣的现代都市，那份清雅如沙漠中的绿洲，亲切而清凉，那份平和的滋味，散发着繁华中优美的淡泊。

清新的茶是犒劳自己的奢侈品。周末清晨，思绪还在蛰伏中，一杯香茶却可以将清晨的宁静拉得很长，用一个毫不雕饰、通体透明的玻璃杯为自己泡一杯香茶，那杯子就是香茶物语的透明舞台。冬日黄昏，雪花在窗外飞舞，品茗听雪，放一曲悠扬古乐，读一册散淡诗书，一天的疲劳便在茶香书韵中飘散……

花茶还因季节的变迁而不同，春是洋菊，夏是茉莉，秋是白菊，冬是玫瑰。在滚烫的水中，干枯的花迅速获得新生，她们微微颤抖着、旋转着，以最快的速度绽放出昔日的灿烂光彩。那种死而后生、历尽浮华的姿容是最动人心魄的美丽，似远古的文物，因岁月的勾勒愈发从容沉静，只是尽情地把满腹心事吐在杯中，让人去想象她们无忧的时光，领略她们恍如暗夜星辰闪烁于叶间的骄傲。

渴望有一间傍水的茶楼，清幽古朴，临风而坐可望绿水小桥，树影婆娑里有音乐声若有若无地传来……"半壁山房待明月，一盏清茗酬知音"，邀约三五知己围桌而坐，让阵阵茶香传递彼此的真诚与关怀，有一句没一句地聊着，关于湖光山色，关于几本有趣的书籍，关于一些久远的故事。黄昏渐暗，心灵的燥热退去了，油然而生的是疏淡中面对纷繁世间的坦然。

铁观音的气质有点像山东大汉，浓郁豪爽；碧螺春则如江南女子，典雅温婉；大红袍的热烈中，似有铿铿锵锵的音律；"银针"、"玉露"的诗意里，流淌着的是晶莹剔透的情愫。饮尽香茶，悠悠茶思从邈远的时空回归，一杯香茶在手，捧着的竟是五千年厚重的文化。恍惚间，手中的杯子也由轻盈变得沉甸了。

我与疾病顽强抗争

文余生

那一年，我正好 60 岁，准备下半年退休。也是在那年初，经医院检查确诊，我患了慢性支气管炎，没想到从干了 40 年的工作岗位上退下来，又要走上迎战疾病的新战场！因为我订阅了《民族医药报》，把报上刊登的好验方进行收集、试用，取得了良好的效果。六年来，我与疾病反复搏斗，顽强抗争，得到了三条重要的体会。

一是精神要乐观。一个人身体可以有病，但精神不能有病，身体可能会垮，但精神不能垮。精神健康了，即便是身体有这样或那样的疾病，也能想得开，放得下，照样过得有滋有味，直至战胜疾病，重新赢回健康。为了获得饱满的精神，我特地买回了一台收录机，还买了不少革命歌曲的磁带，每天放几次歌曲，放时一边欣赏一边跟着唱。嘹亮优美动听的歌声激发了自己战胜疾病的勇气和信心。当我想到革命先烈面对失去生命或失去自由时喊出"砍头只当风吹帽，坐牢好比坐花园"的钢铁誓言时，我的内心受到了莫大的震撼，感到自己的这点病又算得了什么呢？

二是治疗要积极主动。我采用药物治疗与饮食治疗双管齐下的办法。当疾病发作时，我及时到医院看病打针吃药，按医师要求进行全方位的配合。当疾病缓解时，就采用饮食治疗加以巩固。

三是锻炼要坚持不懈。锻炼可以增强自身的抵抗力，是克病制胜的有力武器。我的支气管炎遇冷受寒最易发作，所以进行耐寒性锻炼尤为重要。自患病以后，我一年四季坚持用冷水洗脸，用冷水喷鼻。每年4月1日以后，就用浴巾沾上冷水擦身抹身。从夏至到九月底止，这段时间就坚持冷水浴。10月1日至立冬前用冷水擦身，几年来坚持不断。平时参加一些力所能及的体育活动，如散步、做操、打乒乓球等。

由于坚持以上三条，我的慢性支气管炎发作次数逐渐少了，每次发作的时间逐渐短了。过去发病时，严重的气喘咳嗽使我不能平卧，夜晚只能坐到天亮，最厉害的一年共发作7次，最长的一次发作时间达31天。我知道慢性支气管炎不可能痊愈，今后还要继续和它抗争下去，希望病情会有所好转！

我与癌症抗争的体会

方冠琴

曾经有人说："癌症是不治之症。"又有人说："尽管治好，最多存活5年。"我对这些话存有异议。我看了不少的医学杂志和报纸，其中不乏成功战胜癌症的消息或报道，这些事例都告诉我们：癌症并不是不治之症。

我是从与癌症病魔的斗争中走过来的，对于治癌、抗癌也算是有些认识。2009年，我突然发现脖颈上长出一个像小鸡蛋大的硬块，到医院检查，诊断为中期鼻咽癌，需要立即住院治疗，我在医院治疗了一段时间，因为经费问题而出院回家。此后，我自学了中医，认真研读中医药书籍，对一个个秘方进行分析和研究，最后整理出一个自认为有效的治疗癌症的方法。我照这个方法治疗，获得了意想不到的效果。如今，我变得和以前一样了，头不晕，眼不花，体力充沛，精力旺盛。为了防止癌症复发，我继续治疗，病情一直都没有恶化，还向好的方向发展。

我认为，癌症并不可怕，患了癌症的人必须正确面对病情，认真治疗。癌症患者在积极治疗的同时，结合长期健身养生，是完全能健康长寿的。

学点中医保健康

明一华

30多年前，我患上了心脏病和风湿性关节炎。每当劳累或感冒后，疾病就发作，胸部疼痛难忍，整宿不能睡觉，只能捂胸、倚被坐到天亮，眼睛发青，嘴唇发紫，面无血色，连说话的力气都没有。医院诊断为病毒性心肌炎，下了病危通知书，后经挽救，命是保住了，但落下了心肌劳损、左束支完全传导阻滞的后遗症。

心脏病、关节炎困扰着我的后半生，我每天都在胸闷气短、心慌心悸中煎熬，不知吃了多少药，住了几次院。后来我才知道，这两种病都是器质性病变，保守治疗只能缓解，不能痊愈。那时我是医盲，生理健康知识一窍不通，想问问医生，人家说一句半句术语我也听不明白，再问连人影都没了。从那以后，我下定决心学习中医理论知识。

中医理论博大精深，是中华民族几千年文明之瑰宝，阴阳五行，脏腑功能，经络穴位，五脏、五官、五色、五味，人的七情，自然界的六气都与人的健康密切相关。我认真地学，一遍不行十几遍、几十遍，边做笔记边画经络图，终于初步掌握了中医的基础知识，还能给自己开点治心脏病的中药。同时，我还把这些知识运用到洪昭光教授所提倡的"合理饮食、适量运动、戒烟限酒、心情愉快"的四大基石上，结合自身条件，制订健身计划，坚持实施。

以前，我家不远处有一座钟山，每天我都跛着腿走七八里路上山活动，不管三九严寒、三伏酷暑，大年三十还是正月初一，从不间断。后来，因搬家离山远了，就在小区的院子里走，还编了一套操天天做。如遇暴雨实在不能出去时，就在室内锻炼。每天早晨起床，我都按学到的中医经络知识，从头到脚按摩。头部的经络丰富，头顶的百会穴是任督阴阳相通的地方，按摩百会穴能通达全身血脉，气为血之帅，气到血到，气滞血瘀，全身器官都靠气血滋养，哪儿不通就会生病。这个穴位还可以降血压，预防脑血栓、脑萎缩、老年痴呆。根据心主血，肝主筋，肾主骨，肺主皮毛，脾主四肢和肌肉的理论，我就侧重按摩相关穴位，由于我了解了这些知识，所以取得了事半功倍的效果。

为了更好地落实健身计划，我制定了一个健身表，上面列了20多个锻炼项目，每天做完一项打一个记号，晚上检查，空白项目补做，每月一张表，一年365天一天不落。正是由于我坚持锻炼，几年来，基本不感冒，也没上过医院。我今年75岁了，不求高寿，只求在有生之年，生活能自理，不得病或少得病，少遭罪，不给或少给儿女增加负担，这就是我最大的愿望。

吃药，就像吃饭一样自然

姚 晓

自从去年生病，我开始天天吃药，大多数的人都不喜欢吃药，可我喜欢，因为我明白，这既是不得已，也是很重要的。住院的那些日子，我看到了太多病友因出院后没有按时按量服药而导致病情恶化，不得不反复住院，有的因此变为痼疾，终身与其相伴。有的因承担不起医药费而债台高筑，最终亲人们也少有来医院看望，这些人是不幸的。而我才28岁，生活才刚刚开始，我要做的事情很多很多，我要恋爱、结婚、工作，我的阳台上还要摆满我种的花花草草，书房的窗口要不时地飘出我弹奏的钢琴声……

刚住院的那段日子，我的家人也痛苦不堪，爸爸老泪纵横，妈妈神情忧郁，真是不堪回首！终于，我可以出院了，我的病情一点点地在减轻，遵照医嘱按时服药、定期复查，于我有益，亲人也放心。我切身感受到医生这一职业的高尚和伟大，他们帮助无数病人从痛苦中走出来。所以，我把吃药看作每天必做的头等大事，早上起床第一件事就是吃药，然后才是洗脸刷牙，可是早上吃药总让我有一种睡不醒的感觉，于是我改到晚上吃药。现在工作、睡眠都没有因吃药而受到影响，心情也一天天好起来。我的生活因为我的按时服药而步入正轨。每天晚饭过后，生物钟就会提醒我去吃药，吃药已经成为我生活中不可或缺的一部分，就像吃饭一样自然。日复一日地坚持下去，相信我最终会迎来与疾病告别的那一天。

艾灸疗病

顾 年

　　我年前大病了一场，为了早日恢复健康，朋友向我推荐了艾灸加针灸的传统中医疗法。于是，趁暑假休息，我开始蹬着一辆自行车，每日往返于医院和住所之间。

　　记得第一次艾灸，当医生往我的穴位周围撒上一层薄薄的盐，并轻轻地搁上一片姜，盛满艾末，点燃时，一种清凉的感觉顿时混着艾草和姜特有的味道弥漫开来……静静地躺在病床上，在袅袅的青烟中，享受着姜片逐渐升温的那种暖意洋洋，一个人仿佛逐渐沉入梦乡，又仿佛回到曾经的年少。我的成长虽然并非一帆风顺，但是少年不识愁滋味，因为有梦，就有了人生的不断追求，学业的进步，家人的相濡以沫，工作的追求上进。到后来，又有了身边的他，还有可爱的小女儿。生命便如同一条恬静的小河，静静地流淌着，偶尔泛起的阵阵涟漪，摇曳着生活中每一份浓情蜜意，轻轻地荡漾心底……姜片上，艾末尽情地燃烧，释放它的全部热量，透过姜片，灼痛着我的思绪……生命的小河荡起了无边的波浪，汹涌的河水裹挟着我，不知将去往何方。在生命的搏击之中，我无力挣扎，感谢亲情，那双有力的手，加上一双稚嫩的手挽住了我的臂膀，奋力将我向岸边推去……我睁开双眼，任泪水轻轻滑落，细心的护士为我再垫上一片姜，一种清凉又包裹了我。

　　人到中年，家庭稳定，事业也渐入上升期，却忽视了健康，这时，突如其来的一场疾病往往让你的人生仿佛转了一个方向，多少人甚至被无情地甩出生命的轨道。透过氤氲的艾香，我想告诉每一个人，尤其是告诫那些无意间还在挥霍人生，还在苦苦追逐那缥缈无际的名与利，却忽视了身边的家人和自己的那些朋友。在人生的旅途之上请珍视生命、健康和亲情，好好爱护自己，呵护家人，莫要待健康亮起红灯，莫要让爱你的人为你流尽泪水才迟迟感悟生命的宝贵、家庭的温馨！

赏玉降高温

王 琴

暑天夜晚，外出散步的人很多，一眼望去，小城体育场内人头攒动，我索性离开跑道，去寻找更幽静清凉的地方。

携女信步转入小城繁华处，缓行中，双眼落在一家玉器店。沿着店里的柜台，隔着透明的玻璃，我睁着兴奋的双眼，赏着不同造型、不同质地、不同颜色的玉器。玻璃柜里，按顺序摆放着高、中、低三个档次的玉品，一款黄绿相间的手镯，通体透明，色泽无瑕，我忍不住双手触摸，润滑冰凉之感透过肌肤传到浮躁内心，圆润细腻，犹如佳人玉肤，无须化妆，本色可人，有种素颜难忘的自然宝玉魅力。痴迷的我久不离开，店员便热情介绍，好在店主知道我们是来观赏的，声如玉般温润道："看看吧，看的时间越长，心就感到越凉快，可以说，我们这儿是最佳避暑胜地哩。"当时听着，只迷其声，倒没当真她的话，心想玉怎能降温？还不是空调在高效运转，抬眼四望，没有空调，只有款款玉品在灯光下闪着温润通透的光。说来真奇，原先我们娘儿俩进店时满身大汗，随着玉之精品的观赏而归于清凉，归于双目清澈，归于内心平静。玉何以有如此神奇降温的功效？

一回家我就进书房，寻找有关玉的资料，不稍片刻，读到一则古医书："玉乃石之美者，味甘性平无毒，并称玉是人体蓄养元气最充沛的物质。"我认为吮含玉石，借助唾液与其协同作用，可"生津止渴，除胃中之热，平烦懑之所，滋心肺，润声喉，养毛发"。因而玉石不仅作为首饰、摆饰、装饰之用，而且还用于养生健体。自古各朝各代帝王嫔妃养生不离玉，而宋徽宗嗜玉成癖，杨贵妃含玉镇暑的养生机理也已经被现代科学所证实。原来，玉石含有多种对人体有益的微量元素，佩戴玉石可使微量元素被人体皮肤吸收，活化细胞组织，提高人体的免疫功能。故有中医说，有的病吃药不一定能治好，经常佩带玉器却能有些效果，正所谓"人养玉，玉养人"嘛！

多年前，我因下岗没工作，久思不畅。苦闷之余丈夫从外地带回一块汉白玉佛，挂于胸前几个月，不但病好如初，而且还呼吸通畅，遇事镇静，心神安定，走出抑郁的心态，明显感到心坦然、目明净、心火除、心肺润。其实，这都是玉佛长期连着我的心，轻轻按摩燥热的皮肤起的作用。默默和玉无声相处中，不仅陶冶我的性情，而且还让我遇事不惊，精神焕发，想来也是戴玉的种种好处吧！

减肥记

李海波

"57.5千克。"听到这一重量，我像泄了气的皮球："哎，体重怎么就减不下来呢？"

早在一年前，我就制订了减肥计划。丈夫很是异议，说很喜欢我现在的身材，抱着的时候感觉很温暖。可丈夫的温情也没能诱惑我放弃减肥计划，我还是下定决心减肥了。

接下来，我开始了紧急的修身之道，对于美食，我十分节制，每天早上跑步30分钟。一个周末，好友相邀聚餐，庆祝我的减肥计划，我自然成了宴会上的主角。朋友们对我这个最先"脱离组织者"很是不满，她们开始对我的行为进行一系列"打击"，完全不赞成我的节食减肥法，认为这对健康不利。我觉得朋友的话不无道理，于是那天我比谁都吃得多。

五一假期，我嚷着丈夫陪我去逛商场，发现一款很时尚的花边丝短裙。服务员很麻利地帮我试身，结果费了九牛二虎之力，才拉上拉链，可不争气的赘肉哪能任我摆布，马上突破了真丝短裙的伸缩范围，只见服务员大声喊叫："不能试了，不能试了！"弄得我尴尬不已。好在老公给我安慰："不是你胖了，而是裙子的尺寸太小了。"

之后，我每天早上跑步，晚上让丈夫陪我做仰卧起坐。不几天丈夫叫苦道："你减什么肥呀，我快被你折腾成圣人了，天天不近肉，连力气也没有了。"看着丈夫的确瘦了，我心疼起来："老公，我还是不减肥了，到时候我没减下来，倒让你先苗条了。"老公开导我："你想减肥不是坏事，但也别玩丢了自然美呀！其实一切自然健康才是美。"我的减肥计划再次搁浅，香辣的美味又一次勾起了我的胃口，美美地吃上一顿后，脑海里又闪现出最初的减肥计划……

后 记

　　《民族医药报》从 1989 年创刊至今，已走过了 26 年的风风雨雨，这与广大读者的支持与鼓励是分不开的。我们一直想把《民族医药报》历年的精华文章整理成册，但由于种种原因未能实现，现在《我的疗疾手记》一书终于付梓出版，回馈读者，不觉胜感欣慰。

　　手记，即是亲手录入的意思。我的疗疾手记就是作者把亲身经历的，为自己疗疾或为他人疗疾的成功经验或体会，进行总结提炼而形成的经验性文章。这些文章具有可信度高、可读性强、方法简单实用等特点。我们从 26 年来在《民族医药报》上发表的文章中，精心筛选出 200 多篇文章，加以整理并结集出版，相信广大读者和患者会在其中找到与己相关的防病治病之法或一些心灵上的慰藉。

　　《民族医药报》自创刊以来，一直得到广西民族医药研究院的鼎力支持，本书的出版发行也是作为广西民族医药研究院建院 30 周年的贺礼之一。桂派中医大师、民族医药报社首任社长、著名壮医药学家和中医医史文献专家黄汉儒教授以及原《民族医药报》总编辑容小翔副主任医师，在本书编写过程中给予了极大的支持和指导，黄汉儒教授还在百忙中为本书作序，在此深表谢忱！

　　由于时间和学识所限，书中难免有所纰漏，敬请读者指正。

编　者

2015 年国庆于南宁